当代中医外治临床丛书

康复科疾病
中医特色外治 241 法

总主编 庞国明 林天东 胡世平 韩振蕴 王新春

主 编 朱恪材 刘建浩 范志刚 韩建书 李茂林

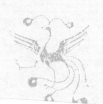

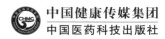

中国健康传媒集团
中国医药科技出版社

内 容 提 要

全书共分为两章，第一章为概论，详尽阐述了康复科疾病常用外治法及外治法的作用机制等；第二章为临床篇，就 31 种常见康复科疾病中医外治法进行详细论述，具有较强的实用性和借鉴性。本书可供相关行业的各级临床医务工作者参考使用。

图书在版编目（CIP）数据

康复科疾病中医特色外治 241 法 / 朱恪材等主编 . — 北京：中国医药科技出版社，2021.5

（当代中医外治临床丛书）

ISBN 978-7-5214-2336-5

Ⅰ . ①康… Ⅱ . ①朱… Ⅲ . ①康复医学—中医治疗法—外治法 Ⅳ . ① R247.9

中国版本图书馆 CIP 数据核字（2021）第 035629 号

美术编辑　陈君杞
版式设计　也　在

出版　**中国健康传媒集团** | 中国医药科技出版社
地址　北京市海淀区文慧园北路甲 22 号
邮编　100082
电话　发行：010-62227427　邮购：010-62236938
网址　www.cmstp.com
规格　710×1000 mm $^1/_{16}$
印张　12$^1/_4$
字数　188 千字
版次　2021 年 5 月第 1 版
印次　2024 年 4 月第 2 次印刷
印刷　三河市万龙印装有限公司
经销　全国各地新华书店
书号　ISBN 978-7-5214-2336-5
定价　**36.00 元**

获取新书信息、投稿、为图书纠错，请扫码联系我们。

甘洪桥　艾为民　龙新胜　平佳宜　卢　昭
叶　钊　叶乃菁　付永祥　代珍珍　朱　琳
朱　璞　朱文辉　朱恪材　朱惠征　刘　辉
刘宗敏　刘建浩　刘鹤岭　许　亦　许　强
阮志华　孙　扶　苏广兴　李　松　李　柱
李　娟　李　慧　李　淼　李义松　李方旭
李玉柱　李正斌　李亚楠　李军武　李红梅
李宏泽　李建平　李晓东　李晓辉　李鹏辉
杨玉龙　杨雪彬　吴先平　吴洪涛　宋震宇
张　平　张　芳　张　侗　张　挺　张　科
张　峰　张云瑞　张亚乐　张超云　张新响
陈　杰　陈　革　陈丹丹　陈宏灿　陈群英
武　楠　岳瑞文　金　凯　周　夏　周克飞
周丽霞　庞　鑫　庞国胜　庞勇杰　庞晓斌
郑晓东　孟　彦　孟红军　赵子云　赵庆华
赵海燕　胡　权　胡永召　胡欢欢　胡秀云
胡雪丽　南凤尾　柳国斌　柳忠全　闻海军
娄　静　姚沛雨　钱　莹　徐艳芬　高言歌
郭　辉　郭乃刚　黄　洋　黄亚丽　曹秋平
曹禄生　龚文江　章津铭　寇志雄　谢卫平
靳胜利　鲍玉晓　翟玉民　翟纪功

编撰办公室主任　韩建涛

编撰办公室副主任　王凯锋　庞　鑫　吴洪涛

本书编委会

主　编　朱恪材　刘建浩　范志刚　韩建书
　　　　李茂林

副主编（按姓氏笔画排序）

　　　　马　珂　马　骁　双振伟　杜欣冉
　　　　张　曼　张文合　徐耀京

编　委（按姓氏笔画排序）

　　　　王秋妍　刘　洋　李　刚　李正斌
　　　　李亚楠　李军武　李县平　李彦文
　　　　李晓雷　李晓静　杨卫星　杨天颖
　　　　何慧敏　张　玲　张亚乐　张洪岩
　　　　邵荣荣　罗　磊　赵文龙　康书慧
　　　　韩清森　蔡　露

良工不废外治

——代前言

　　中医外治法是中医学重要的特色标志之一。在一定程度上讲，它既是中医疗法乃至中医学的起源，也是中医药特色的具体体现。中医外治法经历了原始社会的萌芽、先秦时期的奠基、汉唐时期的发展、宋明时期的丰富、清代的成熟以及当代的完善与发展。尤其是近年来，国家中医药管理局高度重视对中医外治法的发掘、整理与提升，并且将其作为中医医院管理及中医医院等级评审的考评指标之一，极大地推动了中医外治法在临床中的应用和推广。中医外治法与内治法殊途同归、异曲同工，不仅可助提临床疗效，而且可以补充内治法的诸多不足，故自古就有"良工不废外治"之说。因此，中医外治法越来越多地得到各级中医管理部门、各科临床一线医护人员的高度重视和青睐。

　　近年来，中医外治法的发掘、整理、临床应用研究虽然受到高度重视，但惜于这许许多多的传统与现代新研发的外治疗法散见于各个期刊、著作等文献之中，不便广之，尤其是对于信息手段滞后及欠发达地区的基层医务人员来说，搜集资料更加困难，导致临床治疗手段更是受到了极大的限制。为更好地将这些疗法推广于临床各科，更好地弘扬中医特色外治疗法，在上海高品医学激光科技开发有限公司、河南裕尔嘉实业有限公司的支持与帮助下，我们组织了全国在专科专病领域对外治法有一定研究的50余家中医医院的260余位临床专家编撰了这套《当代中医外治临床丛书》。本丛书以"彰显特色、简明扼要、突出实用、助提疗效"为宗旨，每册分为概论和临床应用两大部分。其中概论部分对该专病外治法理论基础、常用外治法的作用机制、提高外治临床疗效的思路与方法以及应用外治法的注意事项五个方面进行阐述；临床应用部分以病为纲，每病通过处方、用法、适应证、注意事项、出处、综合评按六栏对药物外治法、非药物外治法进行详细介绍。尤其是综合评按一栏，在对该病所选外治法进行综合总结分析的基础上，提出应用外治法的要点、心得体会、助提疗效的建议等，乃本书的一大亮点，为读者正确选用外治方法指迷导津，指向领航。本套丛书共分为内科、外科、妇科、儿科、五官科、皮肤科、男科、骨伤科、肛肠科、康复科十大类20个分册，总计约300万字。其中，书名冠以"××法"，实一方为一法。希望本套丛书的出版能为广大中医、西医、中西医结合临床工作者提供一套实用外治疗法参考书。

由于时间仓促，书中难免有不足之处，盼广大读者予以批评指正，以利再版时修订完善！

庞国明

2021 年 3 月

编 写 说 明

　　康复医学是一门为人所熟知的学科，我国在 20 世纪 80 年代后期开始引进现代康复医学，虽然起步晚，但发展较快，随着现代科学和社会经济的高速发展，面对巨大的医疗市场，康复医学也面临着巨大挑战，这就要求所有康复工作者要学习先进的康复理念和技术，不断更新知识体系，与此同时，也要继承和发展中医学康复手段。中医外治法运用于康复的研究更是走过了漫长历程。近年来随着康复医学的不断发展，国内外、中西医在各种关于康复诊断、治疗方面的研究均取得了显著的成果，积累了丰富的经验。但由于自然和社会环境的不断变化以及人口老龄化趋势日益严重，疾病谱也日趋多样化、复杂化，各种新问题不断涌现，原有对疾病的认识及治疗手段已不能很好地解决日益增多的临床问题，传统的中医学理论和外治疗法也亟待进一步发掘和创新，同时因康复不良而造成的危害亦普遍引起了人们的重视，患者欲祛除病痛、提高生活质量的期望日益强烈。然而，该学科目前仍然需要一部系统而全面介绍康复科外治诊疗的专著。恰逢此良机，我们从中西医结合角度出发，突出专科专病诊治特色，立足于临床编写了本书。

　　成书过程中，参编人员积极合作，不辞辛苦，翻阅了大量的医学书籍和期刊，将介绍康复科疾病中医外治法的文献资料收集整理，集腋成裘，汇编成书，为读者提供参考。全书力求内容翔实、通俗易懂、注重实用，供康复医学科、针灸推拿科及各科临床医师在工作中参阅，也尤其适用于基层临床医务人员。广大读者和患者，如选用本书疗法，则一定要在医师指导下进行。

当然，由于时间仓促，编者临床经验所限，书中难免有不足之处，敬请读者批评指正。

编　者

2021 年 1 月

目 录

第一章

概论

第一节　康复科疾病常用外治法

康复医学在我国起步较晚，至今仅有 30 余年的历史，且临床上康复手段多以西医康复技术为主。中医在康复医疗领域运用特色疗法，对疾病的康复也能产生较好的疗效。中医康复以"整体观念、辨证论治"的原则为主线，以完整的中医理论体系为支撑。中医康复学是建立在中医学的基础理论之上，总结归纳了中医临床中有关功能障碍恢复的方法，同时吸收西医康复学的优点而逐步完善起来的学科。在健康中国背景下，尽管中医康复学出现的时间较晚，但随着人们对生命健康水平追求程度的不断增加，中医康复产业已经越来越受到人们的认可。

中医外治法是以突出中医外治为特色的中医药方法，中医外治法疗效独特，起效迅速，历史悠久，具有简、便、廉、验之特点。中医外治法的内容非常丰富，据有关文献记载，外治法多达 400 余种，概括起来可分为两大类，即药物外治法和非药物外治法。其中包含了针灸、推拿、熏洗、针刀、贴敷、膏药、物理疗法等等。治疗范围广泛，对"不肯服药之人，不能服药之症"，尤其对危重病症，更能显示出其治疗之独特，故有"良工不废外治"之说。在历代医家的不断努力下，中医康复的方法得到不断的补充和完善，外治法在康复科疾病治疗中占有重要地位。现就常用之外治法介绍如下。

一、药物外治法

1. 熨敷疗法

熨敷疗法是指用中草药熨敷于患部或一定的穴位，在热气和药气的作用下，以温通经脉，畅达气血，协调脏腑，达到康复目的的一种方法。

使用方法有两种：一是直接将加热的中草药敷于患部或穴位，外加包扎，如变凉则用热熨斗熨之；二是以两个布袋盛蒸热或炒热的药物，一袋温熨之，待冷则换另一袋，两袋交替加热使用。一般每日 1~2 次，半个月左右为 1 个疗程。常用的熨敷方药及适应证如下：熨风散，可用于风寒湿痹所致的筋骨疼痛；保元熨风方，可用于寒痹麻木肿痛，或遍身肩背骨节痛；御寒膏，可用于风冷肩背腰膝痛等。

2. 烫洗疗法

烫洗疗法是指选配某些中草药制成煎剂，趁热进行局部或全身浸洗，以促进患者康复的方法，又称药浴疗法，古称浸渍法。它既具有热水浴的作用，又包括了药物的作用。其浸洗、沐浴的方式与矿泉浴基本相同，但以坐浴和局部浸浴为主。常趁药液温度高、蒸汽多时，先予熏蒸，然后当温度下降到能浸浴的温度时（一般为 37~44℃）再烫洗。一旦药液温度低于体温，则应停止。一剂药液通常可反复加温使用 5~6 次。烫洗时间可视具体病情而定，一般以 20~25 分钟为宜。

二、非药物外治法

1. 针刺疗法

（1）毫针疗法：又称体针疗法，是以毫针为针刺工具，通过在人体体表十四经络上的腧穴或病变部位施行一定的操作方法，以通调营卫气血，调整经络、脏腑功能而治疗相关疾病的一种方法。毫针疗法是我国传统针刺医术中最主要、最常用的一种疗法，是刺灸法的主体。

适应证：甚广，临床广泛应用于各科、各系统、各种病症的防治。

禁忌证：孕妇、小儿囟门未合、精神疾患、体质虚弱、自发性出血或出血不止的患者、重症患者等禁用。

（2）眼针疗法：眼针疗法是彭静山教授于 70 年代首创的一种特色微针疗法，将眼白睛及眶周划分为八区十三穴。观察穴区白睛脉络变化以诊断疾病，在穴区眼眶内外进行针刺治疗疾病。多年来的研究和临床实践证实，对头痛、高血压等脑血管意外所引起的肢体偏瘫、麻木及各种部位的扭伤疼痛、坐骨神经痛都有显著的疗效，特别是针对早期中风，常可随手见功，应针取效。

适应证：中风半身不遂及脑外伤所致瘫痪、疼痛，十二指肠溃疡，神志病，心血管病，生殖泌尿系统疾病，胆囊炎，肝炎，消化不良，头面五官病，胃病，肾病等。

禁忌证：除病势垂危、精神错乱、气血虚脱已见绝脉者外皆可应用。对震颤不止、躁动不安、眼睑肥厚者可以不用。

（3）头针疗法：头针疗法又称头皮针法，是在中国传统针灸学及现代解剖学、神经生理学、生物全息论的基础上发展形成的，通过刺激头部特定区域治疗各科疾病的一种微刺系统方法。本法源于古人针刺头部腧穴治疗疾病。

适应证：头皮针法主要用于脑血管疾病的治疗，如脑外伤后遗症、小儿脑性瘫痪、小儿脑发育不全、震颤麻痹、舞蹈病以及耳鸣、各类急慢性疼痛、老年性痴呆症等。

禁忌证：囟门和骨缝尚未骨化的婴儿，头部颅骨缺损或开放性脑损伤，头部有严重感染、溃疡、瘢痕者，孕妇，严重心脏病、重度糖尿病、重度贫血等患者禁用。对精神紧张、过饱、过饥者应慎用。

（4）耳针疗法：耳针疗法是根据耳与脏腑及全身各器官在经络上的联系，通过针刺、埋针、耳穴压丸等方法刺激耳廓上的穴位以治疗全身疾病的一种方法。耳针治疗方法独特，起效快，操作简便，应用广泛，尤其对各种疼痛、急性炎症以及一些慢性病具有较好疗效。

适应证：耳针疗法可用于治疗头痛、偏头痛、三叉神经痛、肋间神经痛、带状疱疹、坐骨神经痛等神经性疼痛，扭伤、挫伤、落枕等外伤性疼痛，风湿性关节炎、面神经炎、末梢神经炎等各种炎症性疾病以及眩晕症、神经衰弱、癔症等功能紊乱性病症等，具有良性调整作用，促进病症的缓解和痊愈。

禁忌证：①外耳患有溃疡、湿疹、冻疮、破溃诸症时，暂不宜针刺。②严重心脏病、严重贫血、年老体弱、过度疲劳等患者，慎用或不用，并要防止晕针。③出血性疾病和凝血功能障碍者忌用，体质虚弱者慎用。

（5）腹针疗法：腹针疗法是在中医理论指导下，通过针刺腹部特定的穴位以调整气机阴阳，实现人体阴阳动态平衡，从而治疗全身性疾病的一种全新的针刺疗法。

从中医的角度来看，腹部不仅包括了许多重要的器官，而且还分布着大量的经脉，气血向全身输布，也是审察证候，诊断、治疗疾病的重要部位。因此，腹针疗法治疗内脏疾病和慢性全身疾病优势显著。

其治疗体系为以腹部的肚脐为中心进行调控，因为人在出生前，脐带是维系生命的纽带，人体的生长发育所需的营养依赖于脐带的输送。腹部又是五脏六腑会聚的地方，所以采取腹部穴位治疗可调整全身的经络，而达到治疗全身疾病的目的。

该疗法治疗范围广，涉及病症多，对痛风、椎管狭窄、强直性脊柱炎、中风后遗症、面神经麻痹、面肌痉挛、颈腰椎膝踝关节痛、坐骨神经痛、肩周炎、网球肘、偏头痛、带状疱疹后遗痛等绝大多数疼痛病症均有显著疗效。

2. 艾灸疗法

（1）艾炷灸：艾炷灸是将纯净的艾绒放在平板上，用手搓捏成大小不等的圆锥形艾炷，置于施灸的部位点燃而治病的方法。常用的艾炷或如麦粒，或如苍耳子，或如莲子，或如半截橄榄等。艾炷灸又分为直接灸和间接灸两类。

1）直接灸：是将艾炷直接放在皮肤上点燃施灸，又称明灸、着肤灸。临床上可分为化脓灸和非化脓灸，即瘢痕灸和无瘢痕灸。

瘢痕灸又称化脓灸，属于烧灼灸法，用蚕豆大或枣核大的艾炷直接放在穴位上点燃施灸。施灸前要注意患者体位的平正和舒适，以及所灸穴位的准确性。局部消毒后，可涂以大蒜液或凡士林，增加艾炷对皮肤的黏附力。点燃艾炷后，烧近皮肤时患者一般会因烧灼感到剧痛，为了减轻疼痛，可轻轻拍打局部，亦可用局部麻醉法来预防。灸完1壮后，除去灰烬，再依前法灸之。灸满所需壮数后，可在灸穴上贴敷消炎药膏，每天换一次。大约1周可化脓形成灸疮。停灸后5~6周灸疮结痂脱落，留有瘢痕。本法适用于虚寒证，实热和虚热证不宜用，头面颈项不宜用，每次用穴不宜多。如用麦粒大的艾炷烧灼穴位，痛苦较小，可连续灸3~7壮，灸后无须药膏敷治，称为麦粒灸，适用于气血两亏者，临床常用于治疗哮喘、肺痨等慢性顽疾。

无瘢痕灸又称非化脓灸，属于温热灸法，点燃艾炷后，当患者感到烫时，即用镊子将艾炷夹去或压灭。连续灸 3~7 壮，以局部出现红晕为止。灸后不发灸疮，无瘢痕，易为患者接受。一般虚寒性疾患均可采用此法。

2）间接灸：是指用药物或其他材料将艾炷与施灸部位的皮肤隔开进行施灸的方法，故又称隔物灸。

①隔姜灸：将生姜切成约 2cm 厚的片，用针在其中间穿几个孔，置于穴位上，把艾炷放在姜片上点燃施灸。适用于风寒湿痹等寒湿阻滞者。

②隔蒜灸：将独头大蒜切成 1cm 厚的片，中间以针刺数孔，置于穴位上，把艾炷放在蒜片上点燃。每穴每次可灸 5~7 壮，隔 2~3 日一次。适用于痈疽未溃、瘰疬、肺痨等寒湿化热者。如用大蒜捣成泥糊状，均匀铺于脊柱（大椎至腰俞）上，约 2cm 厚、7cm 宽，周围用棉皮纸封固，然后用艾炷置其上，点燃施灸，则称为铺灸法，可用治虚劳顽痹。

③隔盐灸：将干燥食盐块研细末，撒满脐窝，在盐上面放置生姜片和艾炷施灸。本法有回阳救逆作用。

④隔附子饼灸：将附子研成粉末，用酒调和做成直径约 3cm 的附子饼，中间以针刺数孔，放在应灸腧穴或患处，上面再放艾炷施灸，直至灸完所规定的壮数为止。

（2）艾条灸：艾条灸是将艾绒制作成艾条进行施灸。艾条制作方法为将艾绒 24g 平铺在 26cm 长、20cm 宽的桑皮纸（或质地柔软而坚韧的细棉纸）上，卷成直径 1.5cm 的圆柱形，越紧越好，用胶水封口而成。也有在艾绒中掺入肉桂、干姜、丁香、独活、细辛、白芷、雄黄、苍术、乳香、没药、川椒等药物，则成为药灸条。艾条灸一般分为悬起灸和实按灸两大类。

1）悬起灸：是将艾条悬放在距离穴位一定高度上进行熏烤，而不使艾条点燃端直接接触皮肤。悬起灸一般用无药艾条，有时也可用药物艾条进行熏灸。

①温和灸：将艾条燃着的一端与施灸处的皮肤保持 3cm 左右距离，使患者局部温热而无灼痛。每穴灸 20 分钟左右，以皮肤出现红晕为度。对昏迷或局部知觉减退者，须随时注意局部温热程度，防止灼伤。近今有各种灸疗架，可将艾条插在上面，固定施灸。这种灸法的特点是，温度较恒定和持续，对局部阻滞的气血有散开的作用，主要用于病痛局部灸疗。

②回旋灸：即将点燃的艾条一端接近施灸部位，距皮肤 3cm 左右，平

行、往复回旋施灸。一般灸 20~30 分钟。这种灸法的特点是，温度呈渐凉渐温互相转化，除对局部病痛阻滞的气血有消散作用外，还能对经络气血的运行起到促进作用，故对灸点远端的病痛有一定的治疗作用。

③雀啄灸：将艾条点燃的一端对准穴位，似鸟雀啄米状，一上一下地进行艾灸。多随呼吸的节奏进行雀啄。一般可灸 15 分钟左右。这种灸法的特点是，温度突凉突温，对唤起腧穴和经络的功能有较强的作用，因此适用于灸治远端的病痛和内脏疾病。

2）实按灸：即太乙针灸和雷火针灸。太乙针灸是用纯净细软的艾绒及硫黄、麝香、乳香等药物，平铺在 40cm² 的桑白皮纸上，取 24g 预先制备的药粉掺入艾绒内，紧卷成爆竹状，点燃一端，用布数层（一般为 7 层）包裹之后，然后立即紧按于穴位或患处，进行灸熨。灸冷则再燃再熨，如此反复 7~10 次即可。雷火针灸的制法、作用和操作方法等大致与太乙针灸相同，其不同之处是配方。

（3）温针灸：针刺与艾灸相结合的一种方法，又称针柄灸。即在留针过程中，将艾绒搓团捻裹于针柄上点燃，通过针体将热力传入穴位。每次燃烧枣核大艾团 1~3 团。本法具有温通经脉、行气活血的作用，适用于寒盛湿重，经络壅滞之证，如关节痹痛、肌肤不仁等。

温针灸的主要刺激区为体穴、阿是穴。先取长度在 1.5 寸以上的毫针，刺入穴位得气后，在留针过程中，于针柄上或裹以纯艾绒的艾团，或取约 2cm 长之艾条一段，套在针柄之上，无论艾团、艾条段，均应距皮肤 2~3cm，再从其下端点燃施灸。在燃烧过程中，如患者觉灼烫难忍，可在该穴区置一硬纸片，以稍减火力。每次如用艾团可灸 3~4 壮，艾条段则只需 1~2 壮。近年，还采用帽状艾炷行温针灸。帽状艾炷的主要成分为艾叶炭，类似无烟灸条，但其长度为 2cm，直径 1cm，一端有小孔，点燃后可插于针柄上，燃烧时间为 30 分钟。因其外形像小帽，可戴于毫针上，故又称帽炷灸。帽炷温针灸，既无烟，不会污染空气，同时，它的作用时间又长，是一种较为理想的温针灸法。

（4）雷火灸：雷火灸是以经络学说为原理，以现代医学为依据，采用纯中药配方，在古代雷火神灸实按灸的基础上，改变其用法与配方创新发展而成的治疗法。灸疗利用药物燃烧时的热量，通过悬灸的方法刺激相关穴位，其热效应激发经气，使局部皮肤肌腠开放，药物透达相应穴位内，起到疏经活络、活血利窍、改善周围组织血液循环的作用。其燃烧时的物理因子和药化因子与腧穴的特殊作用、经络的特殊途径相结合，产生一种综合效应。

3. 推拿疗法

推拿疗法是在中医基础理论和经络学说的指导下，通过手、肘或辅助器械等在人体体表一定的部位施以各种手法，达到治疗疾病、促进康复目的的一种治疗方法。

（1）治疗作用：推拿疗法是借助手掌、手指或其他辅助器械在人体体表施以各种手法，刺激体表反射区或穴位，通过经络传导，起到调节脏腑功能、调理气血、化瘀消肿、解痉止痛、舒筋活络、理筋整复的作用。例如按、摩、推、擦等手法又可使局部皮温升高，加强血液循环，从而达到舒筋活络、活血祛瘀的目的。

（2）治疗方法

1）按法：用手指或手掌面着力于体表某一部位或穴位上，逐渐用力下压，称为按法。在临床上有指按法和掌按法之分。

①指按法：用拇指指面或以指端按压体表的一种手法，称为指按法。当单手指力不足时，可用另一手拇指重叠辅以按压。在临床上常与揉法结合使用。

②掌按法：用掌根或全掌着力按压体表的一种方法，称为掌按法。掌按法可单掌亦可双掌交叉重叠按压。同样也可与揉法相结合使用。主治腰背疼痛、脊柱侧突、脘腹疼痛等症。

2）点法：以屈曲的指间关节突起部分为力点，按压于某一治疗点上，称为点法。它由按法演化而成，可属于按法的范畴，具有力点集中、刺激性强等特点。有拇指端点法、屈拇指点法和屈食指点法三种。

3）压法：以拇指面、掌面或肘部尺骨鹰嘴突为力点，按压体表治疗部位，称为压法，在临床上有指压法、掌压法、肘压法之分，具有压力大、刺激强的特点。主治腰背部顽固性痹痛，腰肌强痛。

4）摩法：用食、中、无名（环）指末节螺纹面或以手掌面附着在体表的一定部位上，做环形而有节律的抚摩，称为摩法。其中以指面摩动的称指摩法，用掌面摩动的称掌摩法。主治外伤肿痛等。

5）揉法：用大鱼际、掌根，或手指螺纹面吸附于一定的治疗部位，做轻柔缓和的环旋运动，并带动该部位的皮下组织，称之为揉法。主治头痛，面瘫，胸胁痛，四肢软组织损伤。

6）搓法：用两手掌面挟住肢体的一定部位，相对称用力做方向相反的来回快速搓揉或做顺时针回环搓揉，即双掌对揉的动作，称为搓法。

7）捻法：用拇指的螺纹面与食指的螺纹面或桡侧缘相对捏住所需治疗部位，稍用力做对称的如捻线状的快速捻动，称为捻法。主治类风湿关节炎，指、趾间关节损伤。

8）推法：推法是推拿手法中的主要手法之一，用拇指或手掌或其他部位着力于人体某一穴位或某一部位上，做单方向的直线或弧形移动，称之为推法。主治腰背酸痛、风湿痹痛、肌肉劳损、腰背风湿伴感觉迟钝、强直性脊柱炎等。

9）擦法：用手掌紧贴皮肤，稍用力下压并做上下或左右直线往返摩擦，使之产生一定的热量，称为擦法。擦法以皮肤有温热感即止，是推拿常用手法之一。主治腰背风湿痹痛。

10）抹法：用拇指螺纹面在体表做上下、左右或弧线单向或任意往返的移动，称为抹法。主治头痛、指掌麻木等症。

11）扫散法：用手指在颞部做往返的摩擦运动，称之为扫散法。主治头痛、头晕等症。

12）拿法：用拇指和食、中二指或其余四指相对用力，提捏或揉捏某一部位或穴位，称为拿法。拿法是推拿常用手法之一，在临床上有三指拿（拇指与食、中指相对用力）和五指拿（拇指与其余四指相对用力）之分。主治颈项强痛、肌肉酸痛、头痛等。

13）抖法：用双手或单手握住患肢远端，微微用力做小幅度的上下连续抖动，使患肢关节、肌肉有松动感，称为抖法。

14）啄法：五指自然微屈、分开呈休息位状，以腕关节的屈伸为动力，以诸指指端为着力点，轻快而有节律地击打治疗部位，如鸡啄米状，称为啄法。主治头痛等。

15）拍法：五指自然并拢，掌指关节微屈，使掌心空虚，然后以虚掌有节律地拍击治疗部位，称为拍法。主治风湿酸痛、重着麻木、肌肉痉挛等症。

16）弹拨法：用拇指深按于治疗部位，做如弹拨琴弦样的往返拨动，称为弹拨法。主治慢性软组织损伤及疼痛、关节屈伸不利等症。

17）摇法：用一手握住或扶住被摇关节的近端肢体（有时起固定肢体的作用），另一手握住关节的远端肢体，做缓和的环转运动，使关节产生顺时针方向或逆时针方向的转动，称为摇法。常用于治疗腰椎后关节功能紊乱、急性腰肌扭伤、腰椎间盘突出症等病症。

18）擦法：擦法是擦法推拿流派的主要手法，具有体表接触面积大、刺激力量强而又十分柔和的特征。主要用于治疗运动系统和周围神经系统疾病，如风湿酸痛、肌肤麻木、肢体瘫痪、运动功能障碍等症。

4. 刮痧疗法

刮痧疗法是以中医经络腧穴理论为指导，通过特制的刮痧器具和相应的手法，蘸取一定的介质，在体表进行反复刮动、摩擦，使皮肤局部出现红色粟粒状，或暗红色出血点等"出痧"变化，从而达到活血透痧的作用。因其简、便、廉、效的特点，临床应用广泛，适合医疗及家庭保健。还可配合针灸、拔罐、刺络放血等疗法使用，加强活血化瘀、祛邪排毒的效果。

5. 拔罐疗法

拔罐疗法是以罐为工具，利用燃火、抽气等方法产生负压，使之吸附于体表，造成局部瘀血，以达到通经活络、行气活血、消肿止痛、祛风散寒等作用的疗法。目前常用的罐具种类较多，有竹罐、玻璃罐、抽气罐等。拔罐方法如下。

（1）留罐：将罐吸附在体表后，使罐子吸拔、留置于施术部位，一般留置 10~15 分钟。多用于风寒湿痹、颈肩腰腿疼痛。

（2）走罐：罐口涂凡士林等润滑剂，将罐吸住后，手握罐底，上下来回推拉、移动数次，至皮肤潮红，多用于面积较大、肌肉丰厚的部位，如腰背，主治颈肩腰背痛等病症。

（3）闪罐：罐子拔住后，立即起下，反复吸拔多次，至皮肤潮红、充血或瘀血为度。多用于局部皮肤麻木、疼痛或功能减退等疾患。

（4）刺血拔罐：先用梅花针或三棱针在局部叩刺或点刺出血，再拔罐，使罐内出血 3~5ml。多用于治疗扭伤等病。

（5）留针拔罐：即在针刺留针时，将罐拔在以针为中心的部位上，约 5~10 分钟，待皮肤红润、充血或瘀血时，将罐起下，然后将针起出。此法起到针罐配合的作用。

6. 其他疗法

除了上述康复外治方法，运动及导引方法、小针刀、牵引等也是常用的非药物外治方法。

第二节　外治法的作用机制

中医外治法与内治法一样，均是以中医的整体观念和辨证论治思想为指导，运用各种不同的方法将药物或刺激施于皮肤、腧穴等部位，以发挥其疏通经络、调和气血、扶正祛邪等作用，使失去平衡的脏腑阴阳得以重新调整和改善，从而促进机体功能的恢复，达到治病的目的。现将常用外治法的作用机制介绍如下。

一、针刺的中医学作用机制

针刺可通过对经络腧穴的良性刺激来调节经气，从而改善失调的脏腑功能，达到康复疾病的目的。针刺康复治疗是在辨证的基础上进行的，根据老弱病残者机体的虚实状况，针对功能衰退、功能障碍或功能丧失进行的恢复性治疗，在其病变所属经脉或相关经脉上选取腧穴，按照"虚则补之""损者益之"的原则，采取适当的补泻手法，调整经络气血的功能活动，调治疾病，从而使脏腑经络的功能得到改善或恢复，促进形神功能的康复，恢复其重新参加社会活动的能力。

1. 通畅经络功能

通过对经络腧穴的良性刺激，使运行气血的功能恢复正常，经气通畅，经筋、皮部及机体各部得以濡养，各组织器官的功能由此得到改善和恢复。如针刺对中风偏瘫、痹证的康复治疗即是通过改善经络系统的功能，来达到肢体功能的康复。

2. 调节脏腑功能

人体是一个有机的整体，脏腑是这一整体的中心，经络是脏腑的枝叶。保持脏腑的正常功能状态是养生的重要环节。脏腑虽然位于机体深部，但由于经络与脏腑相通，脏腑的健康和病理信息可通过经络传递到位于人体表面的皮部和经络腧穴，各种针刺方法作用于经络腧穴时，可激发经气，通过经络系统的联系起到调节脏腑功能的作用。

3. 恢复肢体功能

诸多疾病均可能造成肢体功能障碍，使患者丧失正常活动能力。针刺可通经活络、舒筋活血、益肾强骨，使肢体的骨髓、经筋得养，功能得以改善和恢复。如坐骨神经痛患者，病变下肢不能正常活动，可通过针刺膀胱经穴和胆经腧穴来减轻和消除疼痛，恢复患肢的正常活动。

4. 康健神志功能

神志功能包括人的精神、意识和思维活动，其正常与否和心、脑功能密切相关。针刺在调节人的神志方面具有明显的优势，针刺相应的经络腧穴，特别是心经、心包经的井穴，头部和水沟等腧穴，可起到醒脑开窍、健脑益智和宁心安神的作用，使患者的神志功能恢复正常。如失眠、健忘是神志功能的异常，通过针刺心经和相关经脉的腧穴进行调治，可使患者恢复正常的睡眠，改善和消除健忘症状。

二、针刺的西医学作用机制

1. 运动系统

针刺脾俞、胃俞、肾俞、气海俞等穴可改善骨质疏松症患者的骨密度。

在病变局部针刺，可提高关节疼痛大鼠的痛阈，减轻活动功能障碍，恢复部分或全部关节功能。

2. 神经系统

运用头针刺激小儿脑性瘫痪患者，可增加病灶的血流量，改善大脑皮层缺血状态，提高脑组织摄氧能力，使处于休眠状态下的脑神经细胞觉醒，促进受损的神经元修复与再生，激发脑的代偿能力，使患儿得到不同程度的康复。针刺百会用补法，可提高实验小鼠的记忆力。

3. 免疫系统

针刺对改善免疫功能有积极的作用。针刺抗感染、抗自身免疫病、抗过敏反应、抗癌、镇痛等作用，都是通过调节失衡的免疫功能实现的。

三、灸疗的中医学作用机制

灸疗是用艾草炷或灸草条在体表一定穴位上烧灼、熏熨的治病防病的一种疗法。灸疗有温通经脉、调和气血、调理体质、增强抵抗力以防治疾病的功能。

经络学说是中医学重要内涵，也是灸疗学的理论基础。《灵枢·海论》说："夫十二经脉者，内属于脏腑，外络于肢节。"说明了经络内联外络的生理功能。《内经》指出："阴平阳秘，精神乃治，阴阳离决，精气乃绝"，"气血不和，百病乃变化而生"，认为一切疾病均由阴阳、气血不和所致，因此，通过因势利导的方式，将人体病理状态下的阴阳气血关系复归平衡，既是治疗手段，也是治疗目的。《医学入门》说："虚者灸之使火气以助元气也；实者灸之使实部随火气而发散也；寒者灸之使其气复温也；热者灸之引郁热外发，火就燥之义也。"以上均说明灸疗通过调节经络、腧穴而起治疗作用。

四、灸疗的西医学作用机制

1. 局部刺激作用

灸疗是一种在人体特定部位通过艾火刺激以达到治病防病目的的治疗

方法，其机制首先与局部火的刺激有关。有人通过研究发现，施灸点皮肤外温度上升高达 130℃ 左右，皮肤内温度在 56℃ 左右。皮下与肌层内的温度变化和表皮不同，灸刺激不仅涉及浅层，也涉及深层。正是这种温热刺激，使局部皮肤充血，毛细血管扩张，增强了局部的血液循环与淋巴循环，缓解和消除了平滑肌痉挛，使局部的皮肤组织代谢能力加强，促进炎症、瘢痕、浮肿、粘连、渗出物、血肿等病理产物消散吸收。艾熏又能使汗腺分泌增加，有利于代谢产物的排泄，还可引起大脑皮层抑制的扩散，降低神经系统的兴奋性，发挥镇静、镇痛作用。同时，温热作用还能促进药物的吸收。

2. 调节免疫功能的作用

研究结果表明，灸疗的许多治疗作用是通过调节人体免疫功能实现的，这种作用具有双向调节特性，即低者可以使之升高，高者可以使之降低，并且在病理状态下，这种调节作用更明显。许多实验都证实灸疗具有增强免疫功能的作用。已知艾灸可增加白细胞的数量及平均迁徙速度，增加白细胞进攻金黄色葡萄球菌的能力，对血清调理素有较大影响，能够激活促肾上腺皮质激素，还可增加血液中激素水平。灸疗可通过增强外周循环而促进免疫细胞的再循环及向淋巴组织内移动，对局部免疫应答的诱导具有增强作用，增强巨噬细胞的吞噬功能。灸疗还可抑制迟发性过敏反应。

五、推拿的中医学作用机制

推拿主要通过手法作用于人体体表，对机体产生影响，具有疏通经络、行气活血、理筋整复、滑利关节、增强抗病能力等作用。

1. 疏通经络，行气活血

经络内属脏腑，外络肢节，通达表里，贯穿上下，构成经脉网络，遍布全身，将人体各部分联系成一个有机整体。它是人体气血运行的通路，具有"行血气而营阴阳，濡筋骨，利关节"的作用，以维持人体的正常生理功能。气血不和，外邪入侵，经络闭塞，不通则痛，就会产生疼痛、麻木等一系列症状。如《素问·调经论篇》指出："血气不和，百病乃变化而生。"推拿手法作用于经络腧穴，可疏通经络，行气活血，散寒止痛。

2. 理筋整复，滑利关节

筋骨、关节主司人体的运动功能。气血调和，阴阳平衡，才能确保机体筋骨强健、关节滑利，从而维持正常的生活起居和活动功能。正如《灵枢·本脏》中所说："是故血和则经脉流利，营复阴阳，筋骨劲强，关节清利也。"筋骨、关节受损，必累及气血，致脉络损伤，气滞血瘀，为肿为痛，从而影响肢体关节的活动。《医宗金鉴·正骨心法要旨》中指出："因跌扑闪失，以致骨缝开错，气血郁滞，为肿为痛，宜用按摩法。按其经络，以通郁闭之气，摩其壅聚，以散瘀结之肿，其患可愈。"说明推拿具有理筋整复、滑利关节的作用。这表现在三个方面：一是手法作用于损伤局部，可以促进气血运行，消肿祛瘀，理气止痛；二是推拿的整复手法可以通过力学的直接作用来纠正筋出槽、骨错缝，达到理筋整复的目的；三是适当的被动运动手法可以起到松解粘连、滑利关节的作用。

3. 调整脏腑功能，增强抗病能力

疾病的发生、发展及其转归的全过程，是正气和邪气相互斗争、盛衰消长的结果。"正气存内，邪不可干"，只要机体有充足的抗病能力，致病因素就不起作用。推拿手法作用于人体体表上的相应经络腧穴，可以改善脏腑功能，增强抗病能力。手法对脏腑疾病的治疗有三个途径：一是在体表相应的穴位上施用手法，通过经络的介导发挥作用；二是脏腑的器质病变，通过功能调节来发挥作用；三是手法对脏腑功能的调整，使机体处于良好的功能状态，有利于激发机体内的抗病因素，扶正祛邪。

六、推拿的西医学作用机制

推拿主要通过手法作用于人体体表的特定部位，一方面直接在人体起着局部治疗作用，另一方面还可通过神经、体液等途径，对人体的各系统产生一定的影响，从而治疗不同系统的疾病。

（一）对运动系统的影响

推拿治疗运动系统疾病具有独特的疗效，其作用机制主要表现在以下几个方面。

1. 改善肌肉的营养代谢

推拿可直接或间接促进肌纤维的收缩和伸展活动，促进血液、淋巴等体液循环，使肌肉得到充足的氧及营养物质，加快肌组织中乳酸等有害代谢产物的吸收或排出体外，改善肌肉的张力、弹力和耐受力，以便消除肌肉疲劳，提高肌肉活力，延长肌肉有效做功时间，提高肌肉做功能力。

2. 解除肌肉的痉挛

肌肉痉挛是一种自然的保护机制，但持续的肌肉痉挛可挤压穿行于其间的神经、血管而形成疼痛源。推拿解除肌肉痉挛的机制有三个方面：一是加强局部血液循环，使局部组织温度升高，致痛物质含量下降；二是在适当的手法刺激下，使局部组织的痛阈升高；三是使用拔伸、屈伸、弹拨等手法牵张拉长肌肉，通过牵张反射直接解除其紧张或痉挛。

3. 促进损伤组织的修复

推拿对损伤组织的修复具有良好的作用。临床上对肌肉、肌腱、韧带部分断裂者采用适当的推拿手法理筋，将断裂的组织理顺复位，有利于减轻疼痛，促进断面生长吻合。

4. 促进炎症介质的分解、稀释

软组织损伤后，血浆及血小板分解产物形成许多炎症介质，这些炎症介质具有强烈的致炎、致痛作用。推拿能加快血液和淋巴液的回流，加快代谢产物的运转，促进炎症介质的分解、稀释，从而使局部损伤性炎症消退。

5. 促进水肿、血肿的吸收

推拿具有良好的活血化瘀作用，可通过加快静脉血和淋巴液向心性回

流，减轻局部肿胀，降低组织间的压力，消除对神经末梢的刺激而使疼痛消失，并且有利于水肿、血肿的吸收。

6. 松解软组织的粘连

软组织损伤后，瘢痕组织增生、互相粘连，对神经血管束产生卡压，可导致疼痛与运动障碍。摇、扳、拔伸等手法可间接松解粘连，而按、揉、弹拨等手法则可直接分离筋膜、滑囊的粘连，松解肌腱、韧带，恢复其弹性和牵张力，起到松动关节的作用。

7. 纠正解剖位置的异常

由急性损伤引起的骨错缝、筋出槽是许多软组织损伤常见的病理变化。运用各种整复手法可使关节、肌腱各归其位，从而解除对组织的牵拉、扭转、压迫和刺激，使肿胀、疼痛消失，功能障碍解除。

8. 改变突出物与神经根之间的相对位置关系

推拿手法可使椎体间隙增宽，产生负压，使突出物回纳、部分回纳或左右移位，改变突出物与神经根的空间关系，减轻突出物对神经根的压迫和刺激，从而治疗腰椎间盘突出症。

（二）对神经系统的影响

由于推拿手法不同，操作用力轻重，施术时间长短，施治经穴、部位等的不同，从而对神经系统产生不同的影响。

1. 对中枢神经系统的影响

推拿对中枢神经系统有一定的调节作用。手法刺激可通过反射传导途径来调节中枢神经系统的兴奋和抑制过程。推拿对下丘脑和大脑边缘系统有良性调整作用，通过对内源性阿片肽的影响起到镇痛、消除焦虑、减轻痛苦、调节情绪、产生快感等治疗效应。

2. 对周围神经系统的影响

推拿手法的刺激部位和治疗穴位大多分布在周围神经的神经根、神经干、神经节、神经节段或神经通道上。通过手法的刺激作用，可改善周围神经传导通路，促使周围神经产生兴奋，以加速其传导反射。如震颤法可使脊髓前角炎患者对感应电流不产生反应的肌肉重新产生收缩反应，使已消失的膝腱反射和跟腱反射重新出现。同时，手法还通过促进局部血液循环来改善局部神经的营养状况，有利于神经细胞和神经纤维功能的恢复。

3. 对神经递质的影响

手法可调节 5- 羟色胺（5-HT）的生成、传输、代谢、分解等多个环节，使血中 5-HT 含量下降。对压痛点进行按揉手法治疗后可使 β - 内啡肽含量增加。推拿可促使乙酰胆碱酯酶释放，加速乙酰胆碱的分解和失活，还可使血浆中儿茶酚胺水平降低、尿儿茶酚胺水平升高。推拿通过对不同神经递质的影响而产生不同的效应。

4. 对神经组织损伤修复的影响

推拿在神经损伤再生和修复中具有独特作用和优势。推拿可改善神经所支配肌肉的结构和代谢，促进神经再生和修复。研究发现，经手法治疗后，神经纤维的发育程度比较均衡，再次发生退变的纤维数量减少。

七、刮痧的中医学作用机制

刮痧是以中医经络腧穴理论为指导，通过特制的刮痧器具和相应的手法，蘸取一定的介质，在体表进行反复刮动、摩擦，使皮肤局部出现红色粟粒状，或暗红色出血点等"出痧"变化，从而起到活血透痧的作用。

1. 调整阴阳

刮痧有明显的调整阴阳平衡的作用。如肠蠕动亢进者，在腹部和背部等处进行刮痧，可使蠕动亢进的肠道受到抑制而恢复正常；反之，肠蠕动功能减退者，则可促进其蠕动恢复正常。

2. 活血祛瘀

刮痧可调节肌肉的收缩和舒张，促进刮拭组织周围的血液循环，增加组织血流量，从而起到活血化瘀、祛瘀生新的作用。

3. 舒筋通络

刮痧疗法主要通过增强局部血液循环，使局部组织温度升高。另外，在刮痧板直接刺激下，提高局部组织的痛阈。再者，使紧张或痉挛的肌肉得以舒展，从而消除疼痛。

八、刮痧的西医学作用机制

刮痧主要作用于皮肤、肌肉和微血管，不同的操作手法可使皮肤微血管血流量和皮肤血管的形态发生不同的变化。刮痧对微循环系统的作用是明显的，血流实验结果显示，刮痧后即刻血流量明显增高，重手法区血流速度高于轻手法区，说明刮痧对血液循环有影响，且轻重手法不同影响是不同的。

九、拔罐的中医学作用机制

拔罐法是以罐为工具，利用燃火、抽气等方法排出罐内空气，造成负压，使之吸附于腧穴或应拔部位的体表，使局部皮肤充血、瘀血，以达到防治疾病目的的方法。

传统中医学认为，人体是一个有机的整体，五脏六腑、四肢百骸各个部位都不是孤立存在的，而是内外相通、表里相应、彼此协调、相互为用的整体。拔罐作用于体表皮肤，通过脏腑、经络、气血等的整体作用起到调整某些脏腑的功能、扶正祛邪、平衡阴阳的功效。

十、拔罐的西医学作用机制

1. 负压作用

负压能够扩张血管，发挥良性刺激作用，使机体功能恢复正常。

2. 对局部血流量的影响

拔罐还能使罐区皮肤血流量增加，但是随着拔罐时间的延长，罐后皮肤血流量变化逐渐减弱，且起罐后 20 分钟时基本恢复到拔罐之前的皮肤血流量。

3. 对免疫功能的影响

拔罐能够产生整体效应，通过体液和细胞免疫调整免疫功能，增强自身抵抗力。拔罐对患者体液免疫功能紊乱具有双向调节作用，使偏低或偏高的免疫球蛋白恢复到正常水平。

以上仅是近年来中医非药物外治中部分外治方法的一些机制，而更多的中医非药物外治法的更深刻的机制还有待进一步深入探讨。

此外，中药外治法，特别是穴位贴敷或烫洗局部或全身，可通过经穴作用于体内的各个系统而起到多系统、多器官、多途径、多环节的调整作用。

目前对中医外治法机制的认识，已有一个良好的开端，为临床应用、科研的开展提供了一定的客观依据，但不够全面和系统，尚有待深入探讨和进一步提高。

第三节　提高外治法临床疗效的思路与方法

治疗康复科相关疾病主要指肢体功能的恢复，如腿骨骨折后走路功能的恢复、腰椎外伤后脊柱功能的恢复、脑部外伤后智力及肢体功能的恢复等。积极且正确地进行康复治疗对患者的恢复来说是很有必要的。中医外治法在康复治疗中占有十分重要地位。

一、药物外治法

中药外治法具有直达病所、奏效迅捷、多途给药、弥补内治不足、种类繁多、适应证较广、廉便效验、易于推广、使用安全、毒副作用少等优点。提高外治法临床疗效的思路与方法具体如下。

1. 施药之要，首当辨证

"外治之理即内治之理，外治之药即内治之药"，由此可见，坚持中医基础理论为指导，严格遵循辨证论治的原则，是提高中医外治法临床疗效的关键所在。辨证是施治的前提和依据，只有明确疾病的阴阳、表里、虚实、寒热之属性，抓住本质，把握病症的标本缓急，才能正确施治，达到预期效果。

2. 根据病变部位与病情需要，确定给药途径

病有在表与在里、局部与整体之别，而外治给药亦有施于体表、腧穴、五官九窍及病变局部之不同。因此，正确选择外治法的给药途径与方法，有的放矢，是提高中医外治法临床疗效的又一重要环节。

3. 精究剂型作用特点，合理选用外治剂型

中药外治剂型繁多，除传统的丸、散、膏、丹等外，近年来又开发出了气雾剂、灌肠剂、注射剂等。各类剂型由于制方不同，作用特点各异。因而临床使用时必须合理选用，才能充分发挥剂型的疗效特点。

4. 因人、因时、因地制宜

中医学认为"天人相应"，大自然千变万化、寒暑交替，时刻影响着人体的生理与病理，而人体本身又有禀赋、性别、年龄的不同，以及生活习惯和环境等差异，因而运用外治疗法，就必须注意到自然环境和人文因素，即所谓因人、因时、因地制宜。

5. 中药与仪器设备结合应用，不断创新

随着生物物理这一学科的出现，产生了一大批单纯利用声、电、磁等物理效应而治疗疾病的新仪器设备。中药外治法是一种通过施药于外，而力达于内的治疗方法，如果对这种传统的治疗方法稍加改进，从外部施以一定的能量而促进药物的吸收，则应该能收到更好的治疗效果。

6. 外治法与日常保健用品相结合

将外治法与日常生活用品结合起来，使其使用更为方便，作用更为持久。药物与服饰相结合而产生的药物保健用品，是古代衣冠疗法在现代的新体现，如药物背心、兜肚、口罩等。湖北蕲春县李时珍中药研究所研制的保健腰带，对腰痛的防治效果达 95% 以上，充分显示了药物保健用品在疾病防治中的作用。

药枕在我国已有悠久的历史，通过运用具有挥发成分的中药或凭借头部的温度使枕内药物成分缓慢释放出来，由皮肤黏膜吸收而起到治疗作用。如王天保等人研制的颈椎保健枕即是其中之一，它是用中药白附子、细辛、川芎、白芷、菊花、薄荷、桑叶、艾叶、夏枯草、冰片、磁石等制成枕头，使用时置于耳下肩上，头悬空，距床 2~3cm，头面尽量后仰，使承重点下移，形成头与躯干的对抗牵引，经测试，颈项被动后伸时可获得 2~3kg 的牵引力，早晚各 1 次，每次 30 分钟，连用 2~3 个月，治疗颈椎病的有效率达 96% 以上。

二、非药物外治法

非药物外治法具有直达病所、作用直接、方法众多、适应广泛、无药毒伤身、绿色无害等优点。提高非药物外治法临床疗效的思路与方法具体如下。

1. 选术精准，力求疗效

中医非药物外治方法很多，有针刺类、艾灸类、推拿类等各种疗法达百种以上，广泛地应用于内、外、妇、儿、五官、口腔等各科疾病之中，所以在施术时，一定精心选择，力求佳效。

2. 熟练操作，直达病位

中医非药物外治法可以直接作用于病变部位，发挥治疗作用，要求医者操作要精益求精，熟练施术，同时可避免因施术不熟而给患者造成痛苦和伤害。

3. 绿色无害，造福患者

俗话说"是药三分毒"，中医非药物外治法纯"绿色"治疗，无药物伤身之虞，只要做到精准施术，熟练操作，必将能为广大患者解除病痛。

综上所述，中医外治法的现代化发展，可使其更好地造福人类。中医外治的某些方法还在很大程度上具有落后性，某些方法的疗效还有待于进一步提高。

第四节　应用外治法注意事项

中医十分重视整体康复，强调平衡阴阳，调补气血，协调脏腑，养精保元，通调经络，扶正祛邪，以促进精气疏通，增强体质，作为功能恢复的基础。中医独特的辨证诊断治疗方法，充分体现了异病同治、同病异治、因人而异、因证而异的个体化灵活多变的辨证康复观，使康复治疗更有针对性，从而取得更好的疗效。中医外治，方法众多，适应证广，选法择药恰当与否，直接影响临床疗效。现将其临床运用注意事项分述如下。

（1）选择合适的给药途径。

（2）根据病情需要，可采取多种外治方法联合应用。

（3）外治剂型须合理选择。外治中药剂型繁多，各类剂型由于制作方法不同，作用特点各异，因而临床使用时，外治剂型必须合理选用，以充分发挥其疗效。

（4）了解并避免相关疗法的禁忌证。在治疗前，应了解相关疗法禁忌证，并予避免。如有严重心、脑、肺病者或极度衰弱者，有精神疾病不合作者，有出血倾向和血液病者等，均不适合应用针刺、放血等外治法。

（5）应用相关外治法须谨遵医嘱使用。临床运用中医外治疗法，除应熟练掌握方法要领外，还必须根据病情需要及所选外治疗法在该病中的治疗地位、疗效等，有的放矢，灵活选配其他中医外治疗法或与内治疗法结合运用，以提高临床疗效，促进患者早日康复。

第二章

临床应用

第一节 脑卒中

脑卒中，中医又称中风，有外风和内风之分。外风因感受外邪（风邪）所致；内风属内伤病症，又称脑卒中、卒中等。现代一般称中风，多指内伤病症的类中风，因气血逆乱、脑脉痹阻或血溢于脑所致，是一种以突然昏扑、半身不遂、肢体麻木、舌謇不语、口舌歪斜、偏身麻木等为主要表现的脑神经疾病，具有起病急、变化快，如风邪善行数变之特点。这里介绍的为类中风（脑卒中），具有高发病率、高致残率、高死亡率的特点。近年来发病率不断提高，发病年龄也趋于年轻化，是严重危害人类健康和生命的常见疾病之一。西医学的急性脑血管疾病，如脑梗死、脑出血、脑栓塞、蛛网膜下腔出血等属于本病范畴，中医分为中经络、中脏腑。

1. 临床诊断

脑梗死：安静状态下发生偏瘫、偏身感觉障碍、偏盲、失语、眼震、共济失调等局灶症状和体征，并缓慢进展，持续 24 小时以上。以上症状、体征可以基本归于某一血管综合征，CT 或 MRI 发现有梗死灶或排除脑出血、肿瘤卒中和炎症性疾病等。（《实用康复治疗学》，人民军医出版社）

脑出血：体力活动或者情绪激动时突然发病，起病迅速，有颅内高压症状、偏瘫、偏身感觉障碍、偏盲、眩晕、枕部剧烈疼痛和平衡障碍等，病理反射呈阳性，有脑膜刺激征、血性脑脊液，CT 或 MRI 发现脑血肿现象。

2. 中医分型

（1）风痰阻络证：半身不遂，口舌歪斜，言语謇涩或不语，感觉减退或消失，头晕目眩，痰多而黏，舌质暗淡，舌苔薄白或白腻，脉弦滑。

（2）痰热腑实证：半身不遂，口舌歪斜，言语謇涩或不语，感觉减退或消失，腹胀，便干便秘，头痛目眩，咯痰或痰多，舌质暗红，苔黄腻，脉弦滑或偏瘫侧弦滑而大。

（3）肝阳暴亢，风火上扰证：半身不遂，口舌歪斜，言语謇涩或不语，偏身麻木，感觉减退或消失，眩晕头痛，面红目赤，口苦咽干，心烦易怒，尿赤便干，舌质红或红绛，舌苔薄黄，脉弦有力。

（4）气虚血瘀证：半身不遂，口舌歪斜，言语謇涩或不语，感觉减退或消失，面色㿠白，气短乏力，自汗出，心悸，便溏，手足肿胀，舌质暗淡，舌苔白腻，有齿痕，脉沉细。

（5）阴虚风动证：半身不遂，口舌歪斜，言语謇涩或不语，感觉减退或消失，眩晕耳鸣，手足心热，咽干口燥，舌质红而体瘦，少苔或无苔，脉弦细数。

（6）痰热内闭清窍证：起病急骤，神识昏蒙，鼻鼾痰鸣，半身不遂，肢体强痉拘急，项强身热，气粗口臭，躁扰不宁，甚则手足厥冷，频繁抽搐，偶见呕血，舌质红绛，舌苔褐黄干腻，脉弦滑数。

（7）痰湿蒙塞心神证：半身不遂，口舌歪斜，言语謇涩或不语，感觉减退或消失，神识昏蒙，痰鸣辘辘，面白唇暗，静卧不烦，二便自遗，周身湿冷，舌质紫暗，苔白腻，脉沉滑缓。

（8）元气败脱证：昏愦不知，目合口开，四肢松懈瘫软，肢冷汗多，二便自遗，舌痿，舌质紫暗，苔白腻，脉微欲绝。

一、药物外治法

（一）中药熏洗法

🥄 处方 001

当归、陈皮、羌活、骨碎补、伸筋草、五加皮、桑寄生、木瓜、宽筋藤、钩藤、金银藤、刘寄奴各等份。

【用法】上药煎煮熏洗患侧肢体。1 个月为 1 个疗程。

【适应证】中风病。阴虚风动证，症见半身不遂，口舌歪斜，言语謇涩或不语，感觉减退或消失，眩晕耳鸣，手足心热，咽干口燥，舌质红而体瘦，少苔或无苔，脉弦细数。

【注意事项】治疗时密切观察局部皮肤变化，以免局部烫伤。

【出处】冯晓东，马高峰.《实用康复治疗学》人民军医出版社.

（二）穴位注射法

处方 002

正清风痛宁注射液，2% 利多卡因注射液，氯化钠注射液。

【用法】将 2ml 的 2% 利多卡因、15mg 的正清风痛宁注射液用生理盐水稀释至 10ml，对患者患侧星状神经节进行定点注射。将 1.6ml 的 2% 利多卡因、25mg 正清风痛宁注射液混合液注射在患者肩关节腔内，每日 1 次，疗程为 10~15 天。

【适应证】中风偏瘫合并肩手综合征。

【注意事项】治疗时注意针刺角度、位置，避免刺伤血管。

【出处】《江苏医药》2020，46（5）：522-524.

二、非药物外治法

（一）拔罐疗法

处方 003

偏瘫肢体的穴位、经络线，膀胱经腧穴。

【操作】一般常在偏瘫肢体的穴位上先点刺出血，再拔罐，可使瘀血得以排出，起到活血化瘀、疏通经络的作用。另外，也有人用走罐法，在偏瘫肢体的经络线上进行走罐，或在背部膀胱经上有关的腧穴上拔罐，以疏通经络，促进偏瘫肢体的恢复。

【适应证】各型中风病。

【注意事项】治疗时密切观察局部皮肤变化，拔罐时防止火苗落入烫伤皮肤。

【出处】梁繁荣，王华.《针灸学》中国中医药出版社.

（二）针刺疗法

处方 004

偏瘫患侧局部腧穴。

【操作】在偏瘫患肢上取穴，通过针刺以改善其运动、感觉等功能。上肢取肩髃、臂臑、曲池、手三里、外关、内关、阳池、中渚、合谷、后溪等穴；下肢取环跳、风市、髀关、伏兔、血海、梁丘、足三里、阳陵泉、丰隆、绝骨、三阴交、解溪、太冲等穴；中枢性面瘫取地仓、颊车、下关、四白、迎香、人迎等穴。另外，对一些其他并发症可对症取穴。如抬肩困难，取极泉、肩贞；头痛、眩晕，加风池、太冲；语言謇涩，加廉泉、哑门、金津、玉液；饮水呛咳，加风池、完骨、翳风、天容、廉泉。一般来说，新病、实证用泻法，久病、虚证用补法，虚实错杂或虚实不明显，用平补平泻法。每日针刺1次，得气留针30分钟。一般10次为1个疗程。

【适应证】各型中风病。

【注意事项】治疗时注意针刺角度、位置，避免刺伤血管。

【出处】梁繁荣，王华.《针灸学》中国中医药出版社.

（三）电针疗法

处方 005

肩髃、外关、曲池、环跳、风池、风市、阳陵泉、悬钟等穴（均单侧）。

【操作】选1~3穴，接电针，松弛性瘫痪用疏密波，痉挛性瘫痪用密波（手法运针效果更好），维持20分钟，1个月为1个疗程。

【适应证】各型中风病。

【注意事项】治疗时注意针刺角度、位置，避免刺伤血管。

【出处】梁繁荣，王华.《针灸学》中国中医药出版社.

（四）头针疗法

处方 006

①顶颞前斜线：位于头顶部侧面，头部经外奇穴前神聪（百会前1寸，又名前顶）与颞部胆经悬厘之间的连线上。②顶旁1线：位于头顶部，督脉旁1.5寸，从膀胱经通天穴向后引一条长1.5寸的线（一说2寸），属足太阳膀胱经。③顶旁2线：在顶中线旁2.25寸，从正营沿经络向后，长1.5寸。

【操作】采用毫针，平刺入头皮下，快速捻转，每次2~3分钟，每次留针30分钟，留针期间反复捻转2~3次。行针后鼓励患者活动肢体。

【适应证】各型中风病。

【注意事项】治疗时注意针刺角度、位置，避免刺伤血管。

【出处】梁繁荣，王华.《针灸学》中国中医药出版社.

（五）埋线疗法

处方 007

肩俞，外关，曲池，环跳，足三里，阳陵泉，太冲。

【操作】常规消毒局部皮肤，镊取一段长 1~2cm 已消毒的羊肠线，放置在埋线针管内的前端，后接针芯，左手拇食指绷紧或捏起进针部位皮肤，右手持针，刺入所需的深度，当出现针感后，边推针芯，边退针管，将羊肠线埋植在穴位内，针孔处覆盖消毒纱布。15~20 天埋线 1 次，3 次为 1 个疗程，每个疗程间隔 1 个月。

【注意事项】治疗时注意针刺角度、位置，避免刺伤血管。

【适应证】各型中风病。

【出处】梁繁荣，王华.《针灸学》中国中医药出版社.

（六）推拿疗法

处方 008

【操作】（1）取床上半坐位，以后取仰卧或半卧位。先推头，头部垫毛巾，用拇指平推整个头部。然后用拇指侧面推运动区，从百会至耳廓上发际，来回数次，范围要广，以酸、胀痛为度。最后用掌根揉头部病侧，多揉风池穴。如有口眼歪斜，推头维、听宫、地仓穴等。

（2）推拿上肢，拇指推瘫痪侧的肩井、肩贞等穴，用五指轻捏肩部，沿三角肌、肱二头肌、肱三头肌捏到肘部，用掐法作用于曲池、尺泽、手三里等穴，力度渐大。但如出现患者屈曲痉挛，力度须减小而柔和。继而捏前臂肌肉，并捻各手指。在做上肢按摩的同时，必须叮嘱患者闭目静心，默想放松，配合协作。另外，瘫痪的上肢容易内收屈曲痉挛，所以当捏三角肌时嘱患者尽力做肩外展动作，医生一手给予适当助力，捏三角肌时嘱患者尽力伸肘，按外关穴嘱患者尽力伸指等。最后医生拉上肢内收屈曲位，嘱患者尽力外展伸直。

（3）推拿下肢，患者取健侧卧位，用拇指推腰部，掐肾俞穴，深推环跳穴，再用双手推大小腿，上下来回数遍。然后点压委中、承山、太溪、昆仑等穴，要逐渐加大力度，但如掐穴引起肌紧张或痉挛，就当减小力度，以不引起痉挛为好。最后揉捏小腿直至中部各趾。按摩下肢时，也如上肢一样，须嘱患者默想放松。另外，瘫痪的下肢容易恢复站立和行走，但易形成划圈的病理步态，所以，当掐环跳穴时，嘱患者尽力做下肢内旋、内收、屈曲的动作，并用力蹬出。最后，医生帮助患者下肢被动屈髋、屈膝、稍内收、内旋，嘱患者从腰部发力，尽力蹬出，如患者完成不够好，医生可给予适当助力。如此反复按摩和练习，有助于形成正确步行姿态。

【注意事项】操作时手法轻柔，关节活动度在正常范围之内，避免骨折。

【适应证】中风病。①风痰阻络证，症见半身不遂，口舌歪斜，言语謇涩或不语，感觉减退或消失，头晕目眩，痰多而黏，舌质暗淡，舌苔薄白或白腻，脉弦滑。②痰热腑实证，症见半身不遂，口舌歪斜，言语謇涩或不语，感觉减退或消失，腹胀，便干便秘，头痛目眩，咯痰或痰多，舌质暗红，苔黄腻，脉弦滑或偏瘫侧弦滑而大。③肝阳暴亢、风火上扰证，症见半身不遂，口舌歪斜，言语謇涩或不语，偏身麻木，感觉减退或消失，眩晕头痛，面红目赤，口苦咽干，心烦易怒，尿赤便干，舌质红或红绛，舌苔薄黄，脉弦有力。④气虚血瘀证，症见半身不遂，口舌歪斜，言语謇涩或不语，感觉减退或消失，面色㿠白，气短乏力，自汗出，心悸，便溏，手足肿胀，舌质暗淡，舌苔白腻，有齿痕，脉沉细。⑤阴虚风动证，症见半身不遂，口舌歪斜，言语謇涩或不语，感觉减退或消失，眩晕耳鸣，手足心热，咽干口燥，舌质红而体瘦，少苔或无苔，脉弦细数。

【出处】房敏，宋柏林.《推拿学》中国中医药出版社.

（七）艾灸疗法

🥣 处方 009

神阙穴。

【操作】先用凡士林涂脐中，再用细盐填满脐中，上置大艾炷灸之，灸3~5壮，1个月为1个疗程。

【适应证】气虚血瘀型中风病，症见半身不遂，口舌歪斜，言语謇涩或不语，感觉减退或消失，面色㿠白，气短乏力，自汗出，心悸，便溏，手足肿胀，舌质暗淡，舌苔白腻，有齿痕，脉沉细。

【注意事项】施灸后局部出现微红、灼热属正常现象，无须处理。治疗部位应避免受凉、受风。治疗时艾火勿烧伤皮肤或衣物，用剩下的艾条和艾炷要妥善处理，避免引起火灾。

【出处】冯晓东，马高峰.《实用康复治疗学》人民军医出版社.

处方 010

天窗，百会，关元，气海，神阙，肢体局部腧穴。

【操作】可用艾灸法，灸 3~5 壮，20 次为 1 个疗程。

【适应证】中风病。气虚血瘀证（症状同上）；元气败脱证，症见昏愦不知，目合口开，四肢松懈瘫软，肢冷汗多，二便自遗，舌痿，舌质紫暗，苔白腻，脉微欲绝。

【注意事项】施灸后局部出现微红、灼热属正常现象，无须处理。治疗部位应避免受凉、受风。治疗时艾火勿烧伤皮肤或衣物，用剩下的艾条和艾炷要妥善处理，避免引起火灾。

【出处】梁繁荣，王华.《针灸学》中国中医药出版社.

综合评按： 综上所述，中医外治法在治疗脑卒中方面取得了一定的成绩，尤其在针灸配合现代康复治疗方面研究较多，疗效较好，临床普遍应用。然而目前尚停留在简单的重复针灸、中药外治等治疗方法上，或是单纯治疗方法的堆砌，没有形成以某种方法为主的系统治疗方案，各方法之间没能有机地结合。在疗效的评价和治疗机制的解释方面粗糙地照搬西医学理论，缺乏系统的、有针对性的、深层次的中医理论支持，没能中西医有机结合，欠缺中医特色。相关研究方法尚存在不足之处，不能严格遵循随机、双盲、重复和对照原则，部分评价缺乏客观性。另外临床研究在病例统计方面，尚缺乏远期疗效、复发情况的追踪报道资料。

第二节 脊髓损伤

脊髓损伤是由各种不同致病原因引起的脊髓结构及功能的损害，造成损伤平面以下脊髓功能（运动、感觉、反射等）障碍，它是一种严重的残疾性损伤，往往造成不同程度的截瘫、四肢瘫，严重影响患者的生活自理能力和参与社会生活的能力。

一、药物外治法

穴位注射法

处方 011

维生素 B_1 注射液，维生素 B_6 注射液，维生素 B_{12} 注射液。取穴：四肢穴，肾俞，中髎，会阳。

【用法】选用维生素 B_1、维生素 B_6、维生素 B_{12} 注射液，每次选 4~6 穴，每穴注入 2ml 混合液。

【适应证】脊髓损伤。

【注意事项】治疗时注意针刺角度、位置，避免刺伤血管。

【出处】梁繁荣，王华 .《针灸学》中国中医药出版社 .

二、非药物外治法

（一）刺血疗法

处方 012

尺泽、委中、殷门、三阴交、阳陵泉、环跳等穴。

【操作】用三棱针点刺加拔罐放血，每穴放出 3~5ml 血液。

【适应证】脊髓损伤。

【注意事项】治疗时注意针刺角度、位置，避免刺伤大血管。

【出处】梁繁荣，王华.《针灸学》中国中医药出版社.

（二）电针疗法

☙ 处方 013

脊髓损伤节段的上下相应的 2 对夹脊穴，命门，肾俞，腰阳关，中髎，会阳，环跳，阳陵泉，三阴交。随症选穴：上肢瘫者加肩俞、肩髎、曲池、外关、后溪等；排便障碍者加天枢、支沟、照海等；排尿障碍者加气海、中极、秩边、水道等；无汗低热者加合谷、复溜、尺泽、委中等。

【操作】针柄接电针仪（低频脉冲）导线，同一组导线连接同侧一对夹脊穴，正极在上，负极在下。松弛性瘫痪者用疏密波，输出频率为 1~2Hz，强度以双下肢瘫痪肌群出现节律性收缩为度；痉挛性瘫痪者用连续波，输出频率为 100Hz，每日 1 次，每次 30 分钟，6 天后休息 1 天。

【适应证】脊髓损伤。

【注意事项】治疗时注意针刺角度、位置，避免刺伤血管。

【出处】梁繁荣，王华.《针灸学》中国中医药出版社.

（三）推拿疗法

☙ 处方 014

肢体，腹部。

【操作】痉挛性瘫痪患者手法宜轻，时间宜长；松弛性瘫痪患者手法宜重，时间宜短。除了肢体推拿以外，腹部的推拿对膀胱功能恢复也有一定的促进作用。对于痉挛性瘫痪患者来说，以捏、拿为主，并顺其自然缓慢屈伸关节；对于松弛性瘫痪患者则以拍、打、抖、震颤为主。

【适应证】脊髓损伤。

【注意事项】操作时手法轻柔，关节活动度在正常范围之内，避免骨折。

【出处】房敏，宋柏林.《推拿学》中国中医药出版社.

（四）艾灸疗法

☙ 处方 015

腹部或腰骶部穴位。

【操作】采用温箱灸疗法，将艾条做成小段点燃放入灸箱中，放置在腹部或腰骶部穴位进行熏灸。

【适应证】脊髓损伤，尤其对脊髓损伤造成的神经源性膀胱效果明显。

【注意事项】施灸后局部出现微红、灼热属正常现象，无须处理。治疗部位应避免受凉、受风。治疗时艾火勿烧伤皮肤或衣物。用剩下的艾条和艾炷要妥善处理，避免引起火灾。

【出处】梁繁荣，王华.《针灸学》中国中医药出版社.

综合评按： 综上所述，中医外治法在治疗脊髓损伤方面取得了一定的成绩，尤其在针灸配合现代康复治疗方面研究较多，疗效较好，目前临床应用普遍。脊髓损伤在施行中医外治法的同时，必须督促和指导患者自我训练，掌握二便管理办法，学会自己处理二便，这些亦是提高疗效不可忽视的重要环节。灵活选法用药，一法或多法兼用，方能取得满意效果。

第三节 面瘫

面瘫是一种临床常见疾病，表现为面部神经麻痹，多发于春、冬两季，男性发病率略高于女性。

多数患者往往于清晨洗脸、漱口时突然发现一侧面颊动作不灵，嘴巴歪斜。患侧面部表情肌完全瘫痪者，前额皱纹消失，眼裂扩大，鼻唇沟平坦，口角下垂，露齿时口角向健侧偏歪。患侧不能做皱额、蹙眉、闭目、鼓气和噘嘴等动作。鼓腮和吹口哨时，因患侧口唇不能闭合而漏气。进食时，食物残渣常滞留于患侧的齿颊间隙内，并常有口水自该侧淌下。由于泪点随下睑内翻，使泪液不能正常引流而外溢。面瘫分为周围性面瘫和中枢性面瘫两种，其中周围性面瘫发病率很高，而最常见者为面神经炎或贝尔麻痹。面瘫的根源在于颈椎骨骼错位歪斜压迫神经引起神经痉挛而形成面部神经痉挛麻痹，导致面部肌肉完全瘫痪，出现前额皱纹消失、眼裂扩大、鼻唇沟平坦、口角下垂、露齿时口角向健侧偏歪等症。

中医称之为“吊线风”“歪嘴风”等，其中尤以风寒袭络型最为常见。中医理论认为该病是由风邪侵体，正气不足，经脉阻滞，肌肉纵缓不收所致，治疗应以活血通脉、扶正祛邪为主。

1. 临床诊断

中枢性面瘫诊断标准：所有患者临床症状表现为静止位时，对侧睑裂以下的颜面表情肌瘫痪，睑裂以上能皱眉、提眉、闭眼，眉毛高度与睑裂大小均与对侧无异，动态观察时耸鼻、鼓腮不对称，示齿、降下唇口角歪斜。

周围性面瘫诊断标准：无额纹及鼻唇沟，眼睑无法完全闭合，嘴角偏斜，口角在龇牙时偏斜，无法鼓气，面瘫侧在吃饭时存留食物。(《中西医结合心脑血管病杂志》2017，15（3）：257-263）

2. 中医诊断

参照《针灸治疗学》。以口眼歪斜为主要特点，常在睡眠醒来时发现一侧面部肌肉麻木、板滞、瘫痪，眼裂增大，额纹消失，露睛流泪，口角歪向健侧，鼻唇沟变浅，患侧不能闭目、皱眉、露齿、蹙额、鼓颊。部分患者初起时有耳周疼痛，还可出现患侧舌前 2/3 味觉减退或消失、听觉过敏等症。病程迁延日久，可因瘫痪肌肉出现挛缩，口角反牵向患侧，甚则出现面肌痉挛，形成"倒错"现象。

3. 中医分型

分别为风寒袭络证、风热袭络证、气血不足证。

（1）风寒袭络证：见于发病初期，面部有受凉史，舌淡，苔薄白，脉浮紧。

（2）风热袭络证：见于发病初期，多继发于感冒发热，兼见舌红，苔薄黄，脉浮数。

（3）气血不足证：多见于恢复期或病程较长的患者，兼见肢体困倦无力、面色淡白、头晕等症。(《中医临床研究》2020，12（1）：89-91）

一、药物外治法

（一）中药熏洗法

处方 016

防风 10g，羌活 10g，川芎 15g，地龙 8g，当归 15g，鸡血藤 18g，艾叶 10g，老鹳草 18g。

【用法】上述药物加水浸泡 60 分钟后用武火煎煮至沸腾，文火持续加热 45 分钟后过滤，继续加水进行煎煮，合并 3 次滤液后加水稀释至 500ml，将滤液分为 2 份，每次加热后用于患侧面部的熏洗，主要方式为先熏后洗，每日 2 次，7 天为 1 个疗程。

【适应证】风寒袭络型面瘫。

【注意事项】熏洗过后，切忌吹风。

【出处】《世界中西医结合杂志》2016，11（8）：1147-1149.

处方 017

防风 12g，川芎 12g，葛根 12g，白芷 10g，桂枝 10g，羌活 10g，僵蚕 9g，炙甘草 6g，全蝎 3g。

【用法】取患侧阳白、地仓、四白、迎香、攒竹、颊车、翳风及健侧合谷穴，患者仰卧，施以轻浅刺法。药物经浸泡，取汁液，采用中药熏蒸仪将药汁喷于患侧面部 30 分钟，2 次 / 天，在针刺后行中药熏蒸治疗。

【适应证】风热侵袭型面瘫。

【注意事项】皮肤破溃者禁用；熏洗后切忌吹风。

【出处】《中华中医药学刊》2018，36（12）：3032-3035.

（二）隔药灸

处方 018

散寒通络膏：桂枝，防风，羌活，全蝎，红花。

清热通络膏：金银花，连翘，黄芩，红花，全蝎，板蓝根。

活血通络膏：当归，红花，红藤。

【用法】寒证患者外敷散寒通络膏，风热证患者外敷清热通络膏，气血不足证患者多属瘀血阻络所致，外敷活血通络膏。上述药物碾成粉末，加醋、蜂蜜调成膏状，制成直径约 2cm、厚 3~5cm 的圆形药饼，厚度均匀，敷于牵正、翳风穴处。再用自制简易艾灸器将直径约 2cm、长约 4cm 的艾条点燃后悬置距中药膏上方 2~3cm 处，治疗 20~30 分钟，每日 1 次，1 周 5 次。

【适应证】面瘫相应证型。

【注意事项】艾灸过程中不时将再无温度的艾灰去掉，随时保证艾灸与中药药膏之间间距及火候，以穴位皮肤泛红而不灼伤为度，温度以患者能忍受为度。

【出处】《湖北中医药大学学报》2013，15（6）：64-65.

（三）温针灸结合穴位注射法

处方 019

丹参注射液，维生素 B_{12} 注射液。取穴：患侧阳白、地仓、四白、迎香、攒竹、颊车、翳风及健侧合谷穴。

【操作】患者仰卧，消毒面部各穴位，施轻浅刺法，合谷及翳风穴采用直刺法，浅刺 0.5 寸，行捻转泻法。每 5 分钟以平补平泻法行针 1 次，留针 25 分钟，翳风穴得气后，套长约 2cm 艾灸，距皮肤约 3cm，点燃，以局部出现红晕为度，1 次 / 天。取双曲池、足三里，每次交叉选 2 穴，采用注射器抽取复方丹参注射液加维生素 B_{12} 各 1ml 混合，进针后抽无血，将药液注入穴位内，每个穴位 0.3~0.5ml，1 次 / 天，每周 6 次，共治疗 4 周。

【适应证】风寒袭络型、气血不足型面瘫。

【注意事项】防止烫伤；避开关节腔、神经干注射。

【出处】《中华中医药学刊》2018，36（12）：3032-3035.

二、非药物外治法

（一）艾灸疗法

处方 020

双侧面部及患侧眼部。

【操作】患者取仰卧位，准备雷火灸专用艾条（由沉香、乳香、木香、干姜粉末加上艾绒制成），对患者双侧面部及患侧眼部进行横向灸法施灸，将灸条晃动 10 次，并对皮肤实施按压，直到治疗处皮肤发红发热。采用雀啄法在距离患侧翳风穴 1.5cm 处施灸，以每雀啄 9 次为 1 壮，1 壮结束后按压施灸部位的皮肤。每个穴位需要雀啄 7 壮，每周连续治疗 5 天，1 个疗程需要进行 10 次，所有患者治疗后期均为 3 个疗程。

【适应证】风寒袭络型面瘫。

【注意事项】眼部敏感，注意防止烫伤。

【出处】《临床医学工程》2018，25（12）：1607–1608.

处方 021

阳白，太阳，牵正，颧髎，地仓。

【操作】将鲜生姜切成厚 0.2~0.5cm 的姜片，用针在姜片中心穿刺数孔后置于阳白、太阳、牵正、颧髎、地仓穴上。姜片上置艾炷施灸，若患者感受烧灼则轻轻拍打其皮肤，或将艾炷及姜片挪开片刻，待患者烧灼感缓解后再放回，艾炷燃尽后另换一壮，一般一个穴位灸 2~3 壮。每日治疗 1次，7 次为 1 个疗程，连续治疗 3 个疗程。

【适应证】各型面瘫。

【注意事项】皮肤感觉障碍、艾灸部位破溃者禁用。

【出处】《贵州医药》2019，43（12）：1942–1943.

（二）针刺疗法

处方 022

患侧风池、翳风、牵正、阳白、太阳、颧髎、下关、合谷、地仓、颊车以及阿是穴。

【操作】患侧穴位皮肤进行常规消毒，采用 1.5 寸毫针透刺上述穴位，施平补平泻法，得气后接电针仪，选连续波，电量依据患者耐受度为准，留针 30 分钟左右。

【适应证】各型面瘫。

【注意事项】患者饥饿、疲劳、紧张过度时不宜针刺；孕妇禁用。

【出处】《贵州医药》2019，43（12）：1942–1943.

处方 023

主穴：牵正，四白，地仓，颊车，下关，合谷。配穴：阳白，鱼腰，丝竹空，人中，太阳，攒竹，承浆，迎香。

【操作】每天选主穴 4~5 个，选择配穴 3~4 个，头面穴位刺入 15mm 左右，施捻转平补平泻手法，留针 25 分钟。每天 1 次，10 次为 1 个疗程，治疗 3 个疗程。

【适应证】各型面瘫。

【注意事项】皮肤感染或有溃疡、肿瘤者禁用；孕妇禁用。

【出处】《中国医药指南》2019，17（21）：173–174.

处方 024

风池，阳白透鱼腰，睛明，下关，颊车透地仓，合谷，足三里。

【操作】患者面部取健侧穴位，头部、体穴双侧同时取，患者仰卧，常规消毒穴位皮肤，采用华佗牌不锈钢毫针（0.3mm×70mm），头面部穴位均刺入 15mm 左右，透刺进针深度为 45mm，施捻转平补平泻手法，留针 25分钟，留针期间不行针治疗，每间隔 1 天针刺 1 次。

【适应证】气血不足型面瘫。

【注意事项】孕妇禁用；针刺后 12 小时内不能洗澡。

【出处】《世界中西医结合杂志》2016，11（8）：1147–1149.

（三）埋线疗法

处方 025

地仓，牵正，太阳，足三里，颊车，翳风，阳白，合谷。

【操作】每次选 3~4 个穴位给予羊肠线埋入，每 2 周进行埋线 1 次，2次为 1 个疗程。

【适应证】各型面瘫。

【注意事项】过敏体质，尤其对羊肠线过敏者禁用；尽量 24 小时内不洗澡。

【出处】《中国医药指南》2019，17（21）：173–174.

（四）温针灸

处方 026

下关、合谷、翳风、足三里、阳白、地仓等。

【操作】患者卧于治疗床，充分暴露皮肤，医护人员对针刺部位的皮肤进行常规碘伏消毒，垂直进针，刺入皮肤，并根据不同的穴位调整针刺深度，直至患者觉得肿胀并耐受为度。在留针过程中，在足三里、翳风、下关三穴处将艾绒以纸巾包裹搓团至枣核大小，中间刺孔后安于针柄上点燃，通过针体将热力传入穴位，每次燃烧艾团 1~3 团。每天治疗 1 次，7 天为 1 个疗程。

【适应证】各型面瘫。

【注意事项】发病时间较短且病情较轻的患者给予轻刺激，治疗一段时间后，给予患者强刺激。

【出处】《针灸临床杂志》2014，30（2）：25-28.

（五）拔罐疗法

处方 027

循经取 3 条经络，即背部督脉（大椎至命门），足太阳膀胱经左、右侧支（风门至大肠俞）的腧穴。重点取穴：大椎，风门，肺俞，脾俞，大杼，膈俞。

【操作】先取 1~3 号火罐。左手拿罐，用镊子夹持 95% 乙醇棉球，点燃后在罐体中下部环绕 1~2 圈，然后放置在某一处穴位进行吸拔，拔下时利用腕力将罐取下。接下来于罐内重复绕转燃烧着的棉球，继续在另一穴位处吸拔，将此过程作用于各个腧穴。如此反复操作数次，5 分钟后留罐 3~5 分钟于主穴处，再拔起，然后在穴位上按摩 10 秒即可。每周一、三、五进行，6 次为 1 个疗程。罐印处的皮肤于拔罐 4~6 次之后颜色会由紫暗色渐渐变浅，同时瘀点和瘀斑也会慢慢消退，此证明病情已开始好转。

【适应证】风寒袭络型、风热侵袭型面瘫。

【注意事项】注意对火罐吸附处的皮肤变化进行细致的观察，通常紫红色为宜。部分患者局部出现小水疱，可涂黄连素油，1~2 天可自行吸收。

【出处】《名医》2019，（12）：53.

综合评按：面瘫系神经科常见病，临床治疗较为棘手。一般将经常规治疗 4 周无效的面瘫称为顽固性面瘫。中医学认为，面瘫多由脉络空虚、卫气不固、风热侵袭阳明，致气血阻滞、筋脉弛缓不收引起。《灵枢》曰："足阳明之筋……卒口僻，急者目不合，热则筋纵，目不开，颊筋有寒，则急引颊移口，有热则筋弛纵缓不收。"《内经》指出正气亏虚、脉络虚损是面瘫主要病因。后世也有中医学者指出，过度劳倦、饮食所伤、情志失调等均可引起正气不足、脉络空虚。风寒、风热侵袭面部经络，引起气血痹阻，出现面瘫。其辨证分型以风热、气血不足为主，风热证多见，冬春季节多发。在治疗方面，主要治法包括针灸、推拿、熏蒸、中药内服等。其中针灸是治疗面瘫的首选疗法，其疗效肯定，安全性高，价格低廉，不良反应低，患者可接受度高。很多研究表明，多种治疗方式相结合比单一方法治疗有更好的治疗效果，因此在面瘫的治疗过程中多种治疗方式互补才能使效果最大化。面瘫治疗过程中也应该注意以下问题：①治疗期间，忌生冷油腻、辛辣刺激性食物，热性补药，热性食物，烟，羊肉，海鲜，麻辣火锅，浓茶，咖啡等。②每晚睡前用热水泡脚并加足底按摩。③适当运动，加强身体锻炼，常听轻快音乐，心情平和愉快，保证充足睡眠。④减少光源刺激，如电视、电脑、紫外线等。⑤进行功能性锻炼，如抬眉、双眼紧闭、鼓气、张大嘴、努嘴、示齿耸鼻等。⑥多食新鲜蔬菜、粗粮，如黄豆制品、南瓜、玉米、洋葱、瘦肉等。⑦用毛巾热敷，每晚 3~4 次，勿用冷水洗脸，遇风、雨、寒冷时注意头部保暖。

第四节　枕神经痛

枕神经痛是一种由外伤、劳损或炎性刺激等原因导致局部软组织渗出、粘连和痉挛，刺激、卡压或牵拉枕大神经，引起以头枕顶放射痛为主要表现的临床常见病。呈自发性疼痛，多见于长期伏案工作者，常因感冒、风寒引起，头颈部运动而诱发，其疼痛多为针刺样、刀割样，疼痛发作时常伴局部肌肉痉挛，偶可见枕神经支配区感觉障碍，严重时寝食难安，对工作和生活影响较大。

1. 临床诊断

①可以发病于任何年龄。既往认为多发于中、老年人，但是由于现在人们生活习惯的改变（如上网、长时间地俯首工作等），枕神经痛的发病已没有明确的年龄界限。②患者发病前通常有感冒或消化道感染病史，发

作性一侧或双侧后枕部牵扯样、针刺样疼痛，疼痛可向耳后及头顶部放射，症状常反复发作，持续短暂，通常为一秒钟或数秒钟。③症状可在身体震动、咳嗽、头部活动、打喷嚏及说话时诱发，部分患者常常有颈强或颈部的疼痛。④在疼痛侧可有枕神经（枕外隆突下）压痛，有的患者后枕部皮肤感觉过敏，患者常常主诉触摸头发也可导致疼痛。⑤颈部X线通常提示颈椎骨质增生。(《临床急症》，辽宁科学技术出版社)

2. 中医分型

（1）肝阳头痛：头胀痛而眩，心烦易怒，口苦面红，舌红，苔薄白，脉弦数。

（2）气虚头痛：头痛隐隐，时发时止，遇劳加重，纳食减少，倦怠乏力，气短自汗，舌质淡，苔薄白，脉细弱。

（3）痰浊头痛：头痛昏蒙沉重，胸脘痞闷，纳呆呕恶，舌淡，苔白腻，脉滑或弦滑。

（4）瘀血头痛：头痛经久不愈，痛处固定不移，痛如锥刺，舌质紫暗，苔薄白，脉细或细涩。(《中医内科学》，中国中医药出版社)

一、药物外治法

穴位注射法

处方 028

丹参注射液。取穴：双侧翳风及风池穴。

【操作】患者取俯伏坐位，选双侧翳风穴及风池穴，用5号针头抽取丹参注射液4ml，穴位消毒后，快速刺入皮下，然后缓慢进针，得气后，回抽无血，即将药物注入，每个穴位分别注射药物1ml，隔日1次，2周为1个疗程。

【适应证】枕神经痛。

【注意事项】风池穴近延髓，故应严格掌握针刺角度和深度，向鼻尖方向刺0.5~0.8寸，以免伤及延髓。

【出处】《山东中医杂志》2005，24（7）：447.

二、非药物外治法

（一）针刺疗法

处方 029

阿是穴，风池，颈夹脊，天柱，后溪。

【操作】患者取坐位或俯卧位，风池穴须注意针刺方向，一般用 1.5 寸毫针向鼻尖方向刺入 0.5 寸左右。头上穴位采用平刺法，一般刺入 0.5 寸。进针后用重手法捻转提插，得气后留针 30 分钟。

【适应证】枕神经痛。

【注意事项】风池穴针刺时应针尖稍向下，不要针尖偏上，避免刺中延髓。夹脊穴针刺时应针尖斜向脊髓为宜，避免引起气胸。

【出处】《湖北中医杂志》2017，39（10）：45.

（二）针刀疗法

处方 030

颈部压痛最常出现的 7 个点。横线 5 个点：枕外隆凸以及左右各旁开 2.5cm 处、再向外各旁开 2.5cm 处。竖线 2 个点：寰椎后结节，枢椎棘突。

【操作】患者取俯卧低头位，在上述 7 点处用定点笔标记，用安尔碘常规消毒，每个穴位用 1% 利多卡因 2ml 局部浸润麻醉，用一次性无菌针刀，规格为 0.6mm×50mm（4 号），于定点处垂直皮肤快速进针刀，刀口线与人体纵轴一致，逐层松解至骨面，再向上、下、左、右各铲剥 2~3 刀。具体如下：第 1 支针刀于枕外隆凸处左右各旁开 2.5cm 处进针（枕大神经于此处穿出斜方肌，枕动脉与枕大神经伴行，但枕动脉走行在枕大神经外侧，触摸到枕动脉后用左手拇指固定住枕动脉在指甲缘内侧，右手持针刀沿指甲缘外侧进针，避免损伤枕动脉），松解头后大直肌、头后小直肌及头上斜肌的止点，逐层松解至上项线骨面。第 4、5 支针刀分别于枕外隆凸左、右各旁开 5.0cm 处进针（枕小神经于此处穿出），松解头夹肌止点、胸锁乳突肌止点、头最长肌止点，逐层松解至上项线骨面。第 6 支针刀在寰椎后结节处进针，松解头后小直肌起点，逐层松解至寰椎后结节骨面。第 7 支针刀在枢椎棘突处进针，松解头后大直肌起点，逐层松解至枢椎棘突骨面。松解完后，出针刀，立即按压止血，每周 1 次，3 次为 1 个疗程。治疗 1 个疗程后观察。

【适应证】枕神经痛。

【注意事项】术者应熟悉施术部位的解剖知识，以提高操作的准确性和提高疗效。

【出处】《针灸临床杂志》2019，35（2）：37.

（三）推拿疗法

处方 031

颈、肩部阿是穴。

【操作】用拿法、弹拨法放松颈、肩部肌肉，双手抱头对抗牵引几次。然后嘱患者取坐位，头颈稍前屈，术者位于其侧后方，以一手扶头顶后部，另一手扶托其下颌部，两手做协同动作使头部向侧方旋转，当旋转至最大限度时，做一突发性、有控制的、增大幅度的快速扳动，听到"喀"响声之后，可按同法向另一侧扳动。

【适应证】枕神经痛。

【注意事项】术者应嘱患者平静放松，等颈肌完全放松后再行施术，则复位更易成功，而无痛苦。

【出处】《中医民间疗法》2009，17（8）：27.

（四）艾灸疗法

处方 032

体表病位附近的压痛点、结节点。

【操作】选择舒适、充分暴露病位的体位，用点燃的纯艾条在患者体表病位附近的压痛点、结节点等反应点处进行查找，在距患者皮肤表面 2~3cm 的高度进行悬灸。当患者感到施灸部位发生透热、扩热，甚至产生感传现象，此点即热敏点。重复此步骤，直至所有热敏点被探查出。在查找到的热敏点上选择 1~2 个点实施温和灸，施灸至透热、扩热，甚至感传现象消失，此为 1 次施灸的剂量。完成 1 次施灸时间的长短因人而异，不设限，每日治疗 1 次。

【**适应证**】枕大神经痛，枕小神经痛。

【**注意事项**】施灸剂量应根据患者感受度为主，不应拘泥时间长短。

【**出处**】《江西中医学院学报》2008，20（3）：59.

综合评按： 枕神经痛十分多见，对头痛、头部发紧的患者要经常想到枕神经卡压的可能性。中医外治法安全、有效，临床治疗中也越来越倾向于中医特色疗法的应用。枕神经痛属中医头痛范畴，由于瘀血阻滞经络，气血闭阻不畅，不通则痛。丹参注射液穴位注射疗法既可以发挥丹参的疏通经络气血的作用，又可达到刺激穴位的目的，适合瘀血阻络引起的枕神经痛。热敏灸疗法不仅可以起到传统艾灸温经散寒、消瘀散结的作用，通过寻找热敏点施灸还能通过小刺激起到大反应，并且容易激发感传，气至病所，从而提高临床疗效，缩短疗程。临床中可以根据患者的病情、治疗目标等具体因素选择适当的治疗手段。

第五节　臂丛神经痛

臂丛神经由颈 5~胸 1 的脊神经前支组成，主要支配上肢的感觉和运动。臂丛神经各部位受损时产生在其支配范围内的疼痛，称为臂丛神经痛。主要表现为肩部及上肢不同程度的疼痛，可呈持续或阵发性加剧，夜间及活动上肢时疼痛更甚。

1. 临床诊断

（1）有臂丛神经痛的典型症状，如放射性颈肩部疼痛，神经牵拉征阳性，颈椎横突、臂丛区、上肢周围的神经干有压痛或上肢相应的神经分布区出现感觉障碍、运动受限、肌肉萎缩等。

（2）常由臂丛神经炎、颈椎病、颈部软组织疾病、胸廓出口综合征等引起。

（3）X 线可发现部分患者有颈椎病。

（4）颈椎 CT 和 MRI 有助于诊断。

2. 中医分型

（1）风寒湿痹证：①行痹：肢体关节、肌肉疼痛，屈伸不利，疼痛呈游走性，舌质淡，苔薄白或薄腻，脉浮或浮缓。②痛痹：肢体关节疼痛，痛势较剧，痛有定处，局部皮肤或有寒冷感，遇寒痛甚，得热痛减，口淡不渴，舌质淡，苔薄白，脉弦紧。③着痹：肢体关节、肌肉酸楚，重着，疼痛，关节活动不利，肌肤麻木不仁，或有肿胀，手足困重，舌质淡，苔薄白，脉濡缓。

（2）风湿热痹证：肢体关节疼痛，活动不利，局部灼热红肿，得冷则舒，舌质红，苔黄腻或黄燥。

（3）痰瘀痹阻证：病程日久，肢体肿胀刺痛，痛有定处，夜间痛甚，舌质暗紫或有瘀点，苔白腻，脉弦涩。

一、药物外治法

穴位注射法

处方 033

呋喃硫胺注射液，维生素 B_{12} 注射液，当归注射液，地塞米松，野木瓜注射液，2% 利多卡因，氯化钠注射液。

【操作】用呋喃硫胺注射液 20ml、维生素 B_{12} 注射液 0.5ml、当归注射液 4ml、地塞米松 2~5mg、野木瓜注射液 4ml、2% 利多卡因 5ml、氯化钠注射液 10ml（注意上药中不能用复方当归注射液，因其与维生素 B_{12} 混合后即发生沉淀，但复方当归注射液止痛效果优于当归，必要时可使用该药 4ml，同时减去当归注射液和呋喃硫胺注射液），以 20ml 注射器抽取药液备用。患者取仰卧位，将患侧手置于头上，使腋下充分暴露，此时针下阻力甚小，可进针 9cm 深，针芯回抽无回血，再注入药液 2~3ml，将针尖退出 1.5cm，再将针芯回抽无回血，再注入药液 2~3ml，如此再退再注，直至针尖距皮肤仅约 3cm 时不再注射，将针头退至皮下，调整角度后再刺入约 4.5cm 深，做腋部前后方向扇形散开注射 4~5 个点，每点均须退至皮下调整角度，如颈与锁骨部不痛者，则将药液全部注入腋下，如颈与锁骨部疼痛者，则留药液 3~4ml，改用短针尖注入颈部相应夹脊穴中。因药液直接注于臂丛神经干通过部，故注射后疼痛症状明显减轻，如注射后患肢萎软无力者，止痛效果更佳。若注射时运用轻慢提插手法，探取有效针感，使酸麻感向肩背及患肢放射后再注入药液则止痛效果甚佳。每日治疗 1 次，连续治疗 5 天为 1 个疗程，疗程间休息 2 天。

【适应证】臂丛神经痛。

【注意事项】注射时应注意进针的深度和角度，并观察和询问患者的感觉。

【出处】《上海针灸杂志》2013，32（1）：44.

二、非药物外治法

（一）针刺疗法

处方 034

主穴：风池，肩中俞，肺俞，天宗。配穴：若疼痛传至臂尺侧及小指为邪客于手太阳小肠经，可配肩贞、养老、小海；若疼痛传至中指及无名指为邪客于手少阳三焦经，可配肩髎、外关、中渚；若疼痛传至前臂桡侧及大拇指为邪客于手阳明大肠经，可配肩髃、曲池、列缺。

【操作】具体施针时，根据病情将选定的穴位分成两组，两组穴位交替使用，每日 1 次，5 次为 1 个疗程，1 个疗程后休息 2 天，再进行下 1 个疗程。疼痛甚者加艾灸，颈椎病所致的除用主穴外，再加用后溪穴。

【适应证】臂丛神经痛。

【注意事项】肩背部穴位应注意针刺方向和深度，避免刺入肺。

【出处】《中国针灸》1996，29（4）：46.

（二）推拿疗法

处方 035

肩颈部。

【操作】患者着衣宽松，采取坐位，医者站立于患者患肢的后方，于治疗部位上铺推拿巾。自患者颈部风池穴至颈根部行拿捏法 3 分钟；于患侧颈根部至肩峰部行小鱼际擦法 1 分钟；于患侧肩胛骨内侧缘行拨揉法 1 分钟。

视患者精神状态及症状严重程度分别于肩贞、天宗、缺盆及周围依次使用拇指揉法以及点按法。揉法力度宜轻，以患者自觉酸胀为度，每穴约揉 2 分钟；点按力度以患者自觉肩关节周围及上肢有麻木、抽痛或放电感为度，患者精神状态好、耐受力强可每穴点按 3~5 次，精神状态差、耐受力弱可每穴点按 1~3 次，3 穴依次点完之后，可继续进行下次点按，点按总次数不超过 5 次。1 次 / 天，6 天为 1 个疗程，1 个疗程结束后评价疗效。

【适应证】臂丛神经痛。

【注意事项】嘱患者避风寒，适度活动颈肩关节，注意睡姿，勿长时间低头、患侧手提重物等。

【出处】《长春中医药大学学报》2019，35（3）：495.

（三）耳穴压豆疗法

处方 036

神门，皮质下，颈，肩，肘，指。

【操作】常规消毒耳廓，以探棒找阳性反应点，将带有王不留行籽的方形小胶布贴于阳性反应点处，并按揉片刻，以局部有发热感为度，每天按揉 2~3 次，每次 3~5 分钟，隔日更换 1 次，两耳同时施治，5 次为 1 个疗程。

【适应证】臂丛神经痛。

【注意事项】对过度饥饿、疲劳、精神高度紧张、年老体弱、孕妇按压宜轻，急性疼痛时可适度加强刺激强度。

【出处】《辽宁中医药大学学报》2009，11（10）：137.

综合评按：臂丛神经痛属神经病理性疼痛，具有发作频繁、疼痛评分高、有一定个体差异、治疗效果欠佳及远期疗效较难维持等问题。近年来随着人们生活方式的改变，频繁的网络和手机操作使中青年颈椎间盘突出患者比例增加，颈椎间盘退行性变的发病年龄提前，患者数骤然增多，由此导致的臂丛神经痛发病率也相应增加。用西医准确的定位指导对该病症病位的明确诊断，运用中医的整体观念及传统方法指导对该病症的整体治疗，在明确诊断的前提下，标本兼治，有效地缓解即时症状，祛除病因，减少复发的可能。

第六节　肋间神经痛

肋间神经痛是指一个或几个肋间神经支配区的阵发性或持续性疼痛。原发性肋间神经痛由肋间神经炎引起，继发性肋间神经痛由肋间神经附近的组织或器官发生病变，牵拉、压迫或破坏肋间神经引起。主要表现为肋间神经走行相应皮肤感觉过敏、压痛，相应肋骨边缘压痛，于肋间神经穿出椎间孔后在背部、胸侧壁、前胸穿出处尤为显著。

1. 临床诊断

临床上分为原发性和继发性两类。

（1）临床症状：沿肋间神经走行的表浅部位疼痛，自背部胸椎至前胸部呈半环形，可位于1个或多个肋间神经，疼痛沿肋间神经分布，界限较明显。疼痛多为持续性或阵发性加重，疼痛性质为刀割样、针刺样或烧灼样剧痛。咳嗽、打喷嚏、深吸气时疼痛加重，患者有束带感，有时疼痛向肩背部放射。

（2）体格检查：于受累部位沿肋间神经走行出现皮肤过敏、感觉减退，并有浅表压痛。

（3）X线检查：可见原发疾病的表现，是排除其他疾病的依据。（《临床麻醉与镇痛彩色图谱》，山东科学技术出版社）

2. 中医分型

（1）肝郁气滞证：胁肋胀痛，走窜不定，甚则引及胸背肩痛，疼痛每因情志变化而增减，胸闷腹胀，嗳气频发，得嗳气而胀痛稍舒，纳少口苦，舌苔薄白，脉弦。

（2）邪郁少阳证：胸胁苦满、疼痛，兼寒热往来，口苦咽干，头痛目眩，心烦喜呕，舌苔薄白或微黄，脉弦。

（3）肝胆湿热证：胁肋胀痛或灼热疼痛，口苦口黏，胸闷纳果，恶心呕吐，舌红，苔黄腻，脉弦滑数。

（4）瘀血阻络证：胁肋刺痛，痛有定处，痛处拒按，入夜痛甚，舌质紫暗，脉沉涩。

（5）肝络失养证：胁肋隐痛，悠悠不休，遇劳加重，口干咽燥，心中烦热，舌红少苔，脉细弦。

一、药物外治法

穴位注射法

处方 037

维生素 B_1 注射液，维生素 B_{12} 注射液。取穴：日月，期门，阳陵泉，支沟。

【操作】用 5ml 注射器抽取维生素 B_1 注射液 100mg（2ml）、维生素 B_{12} 注射液 0.5mg（1ml）共 3ml，连接 7 号针头，皮肤常规消毒后，进针，得气后回抽无血的情况下每穴注入药液 0.75ml，每日 1 次，两侧穴位交替注射，10 天为 1 个疗程，连续治疗 2 个疗程后统计结果。

【适应证】肋间神经痛。

【注意事项】注射期门穴时应注意控制好方向，斜刺 0.5~0.8 寸，或沿肋间方向平刺 0.5~1 寸，以防刺伤肝、肺。

【出处】《中国针灸》2002，22（3）：158.

二、非药物外治法

（一）电针疗法

处方 038

阿是穴，期门，日月，肝俞，阳陵泉，支沟，太冲。

【操作】以上穴位常规针刺后，用 C6805-2 型电针治疗仪，每次选 2 对穴位，采用疏密波，强度以患者耐受为度，每次 30 分钟，5 次为 1 个疗程。

【适应证】肋间神经痛。

【注意事项】电针感应强，通电后会产生肌收缩，须事先告诉患者，使其思想上有所准备，配合治疗。

【出处】《上海针灸杂志》2002，21（5）：31.

（二）刺络拔罐法

处方 039

前胸任脉，中府，膻中，背部督脉，华佗夹脊，膈俞，肝俞，胆俞，阿是穴。

【操作】患者取坐位或卧位，暴露局部皮肤。用碘伏常规消毒后，用梅花针叩击上述部位，微出血后拔罐。留罐 10 分钟左右取下，用碘伏棉球擦拭即可。若患者 1 次不愈，可隔 3~5 天待皮肤瘀斑消退后再行第 2 次治疗。

【适应证】肋间神经痛。

【注意事项】刺络法要注意严格消毒，对血液病患者禁用，对体弱、贫血及孕妇等患者要慎用。每次出血量以不超过 10ml 为宜。

【出处】《西部医学》2009，21（11）：1959.

（三）皮内针疗法

处方 040

支沟，阳陵泉，阿是穴。

【操作】支沟穴和阳陵泉穴常规消毒后，用 2 寸毫针进针，并配合提插捻转手法，使患者感到局部酸麻胀痛为宜，留针时间为 25 分钟。在此基础上联合皮内针治疗，选择图钉式皮内针埋入两处阿是穴，使用胶布对局部进行固定，2 天更换 1 次，嘱咐患者对埋针位置进行适当按压，治疗时间为 2 周。

【适应证】肋间神经痛。

【注意事项】埋针处不宜水浸泡，要检查埋针处有无汗浸、皮肤发红等。如有发红、疼痛要及时检查，有感染现象立即取针。

【出处】《中国医药指南》2018，16（19）：7.

综合评按： 肋间神经痛是临床常见的一种疾病，主要表现为单个或多个肋间的持续性疼痛，症状反复发作，在深呼吸、打喷嚏时疼痛明显。中医学认为肋间神经痛与肝气郁结，湿热留恋，导致气血运行不畅有关。通过针刺肝经穴位，可以缓解肋间神经疼痛症状。皮内针疗法是中医传统针法之一，通过调节局部穴位卫气，激发机体卫外功效，从而达到改善临床症状、调和阴阳气血平衡的作用。各外治法可联合应用，能够有效缓解患者疼痛症状，提高生活质量，值得临床推广应用。

第七节 红斑性肢痛症

红斑性肢痛症是一种原因不明的末梢血管舒缩功能障碍性疾病，临床特征为肢端皮肤红、肿、热、痛，主要累及肢端，双足和两小腿最常见。中医学称之为"足瘅""脚气病""脉痹"。

1. 临床诊断

本病分原发、继发两类。任何年龄、性别均可发病，以青壮年较为多见，继发者多见于中、老年患者。主要累及双足，少数累及双手，或手足同时发病，有时可仅限于足趾（手指）或个别大趾（指）端，严重时亦可波及整个患肢。遇热及入夜后疼痛发作。红：疼痛时肢端发红，轻者为淡红色，重则为枣红色，据作者多年观察未见红斑。肿：皮肤有轻度的指压性水肿。热：急性发作时局部温度升高，超过临界温度 33~34℃，慢性者仅是患者的自觉症状。痛：搏动性冲激痛、灼痛，夜间较重。疼痛与体位改变有关，肢体下垂则疼痛加重，抬高稍缓和；疼痛与冷热亦有关，冷敷可减轻，热敷会加剧。全身无寒热，肢端动脉搏动大多增强，血常规无明显异常。(《上海中医药杂志》2017，41（8）：9–10)

2. 中医分型

（1）热毒蕴结证：双足红肿热痛，皮肤灼热，严重者呈烧灼、针刺样疼痛，坐卧不宁，或抱足呻吟，时发时止，时轻时重，发作时疼痛难忍，双足须放入凉水或冰水中方可缓解，发作有明显季节性；严重者皮肤出现溃烂、化脓。大便多干，小便黄或短赤，舌质红，苔黄或黄燥，脉数。

（2）气阴两亏证：双足呈枣红色，按压后变浅，皮温正常，疼痛已缓解，舌质红，苔薄或无苔，足背动脉搏动增强或正常，可伴有口干、腰酸等症状。(《上海中医药杂志》2017，41（8）：9–10)

一、药物外治法

（一）中药涂搽法

处方 041

如意金黄散。

【用法】调食醋涂敷，1 天 2 次。10 次为 1 个疗程，一般治疗 3 个疗程。

【适应证】热毒蕴结型红斑性肢痛症。

【注意事项】皮肤破溃或药物过敏者禁用。

【出处】开封市中医院康复·颈肩腰腿痛科经验方。

（二）中药外洗法

处方 042

桃仁 10g，红花 10g，当归 30g，川芎 10g，白芍 30g，茯苓皮 30g，半夏 30g，陈皮 30g，扁豆 30g，苍术 10g，地龙 30g，穿山甲 10g（现用他药代替），香附 30g，牡丹皮 30g，地骨皮 30g，连翘 10g，金银花 10g，甘草 6g。

【用法】以上药物煎至 800ml，浸泡患肢 15~20 分钟，早晚各 1 次。

【适应证】热毒蕴结型红斑性肢痛症。

【注意事项】一旦发生药物过敏反应，立即停用；注意温度的控制，避免皮肤烫伤。

【出处】《山东中医杂志》2014，3（33）：209.

处方 043

豨莶草 30g，桂枝 12g，当归 12g，大黄 15g，艾叶 12g，防风 12g，苍术 12g，生姜皮 15g。

【用法】加清水适量，煎汁，趁热浸洗患处，早晚各 1 次。10 次为 1 个疗程，一般治疗 3 个疗程。

【适应证】热毒蕴结型红斑性肢痛症。

【注意事项】一旦发生药物过敏反应，立即停用；注意温度的控制，避免皮肤烫伤。

【出处】开封市中医院康复·颈肩腰腿痛科经验方。

处方 044

赤芍 20g，芒硝 30g，牡丹皮 20g，忍冬藤 30g，土茯苓 60g，生石膏 90g，桑枝 30g，栀子 30g，蒲公英 30g，紫花地丁 30g，牛膝 30g，大黄 60g，龙胆草 30g，连翘 20g，白芷 20g，木瓜 30g。

【用法】上药用水煎后入桶中或盆中，待凉后浸泡双足或加入冰块降温，每次浸泡 20~30 分钟，疼痛缓解后停止。

【适应证】热毒蕴结型红斑性肢痛症。

【注意事项】一旦发生药物过敏反应，立即停用；注意温度的控制，避免皮肤烫伤。

【出处】《山东中医杂志》2011，8（30）：549-550.

（三）中药外洗加外敷法

处方 045

莱菔叶 1000g。

【用法】白天用新鲜莱菔叶 1000g 煎汤，待水凉后浸泡患肢，每次 30 分钟，每日 3~5 次；夜间睡眠时用莱菔叶捣碎外敷。

【适应证】热毒蕴结型红斑性肢痛症。

【注意事项】一旦发生药物过敏反应，立即停用；皮肤破溃处禁用。

【出处】《浙江中医杂志》2002，11：473.

二、非药物外治法

（一）刺络拔罐法

处方 046

足踝附近（昆仑、太溪、丘墟、商丘）及足背（陷谷、足临泣）腧穴处怒张之脉络。

【操作】任选 3~4 穴，用 75% 乙醇棉球消毒，用三棱针在每穴点刺 5~7

下，采用闪火法将火罐吸上，留罐 10 分钟，吸出血量以 3~5ml 为宜，每日 1 次。

【适应证】热毒蕴结型红斑性肢痛症。

【注意事项】一般空腹、过饱、极度疲劳和对针刺恐惧者应慎用此法；体弱患者禁用。

【出处】《中国中医药科技》2010，17（6）：491.

（二）针刺疗法

处方 047

双侧足三里、阴陵泉、三阴交、昆仑、委中。

【操作】患者取仰卧位，常规消毒，用 1.5 寸 30 号灭菌毫针直刺 0.5~1 寸，针刺得气后连接电针仪，采用连续波形，连接足三里、三阴交穴，每次 30 分钟，每日 1 次。

【适应证】气阴两亏型红斑性肢痛症。

【注意事项】一般空腹、过饱、极度疲劳和对针刺恐惧者应慎用此法；体弱患者慎用，以免晕针。

【出处】《实用内科杂志》2014，28（11）：116.

处方 048

双侧合谷、内关、曲池、阴陵泉、足三里、三阴交、太溪、太冲。

【操作】患者取仰卧位，常规消毒，用 1.5 寸 30 号灭菌毫针直刺 0.5~1 寸，行针得气，间隔 10 分钟行针 1 次，留针 30 分钟，每日 1 次，12 次为 1 个疗程。

【适应证】热毒蕴结型红斑性肢痛症。

【注意事项】一般空腹、过饱、极度疲劳和对针刺恐惧者应慎用此法；体弱患者慎用，以免晕针。

【出处】《江西中医药》2017，4（48）：53.

处方 049

双侧三阴交、昆仑、太冲、八风。

【操作】患者取仰卧位或坐位，常规消毒，用 1.5 寸 30 号灭菌毫针直刺

1~1.2 寸，行针得气，间隔 5 分钟行针 1 次，留针 30 分钟，每日 1 次。

【适应证】热毒蕴结型红斑性肢痛症。

【注意事项】一般空腹、过饱、极度疲劳和对针刺恐惧者应慎用此法；体弱患者慎用，以免晕针。

【出处】《中国中医药科技》2010，17（6）：491.

（三）刺血疗法

处方 050

气端穴。

【操作】患者取仰卧位，用 75% 乙醇棉球消毒，三棱针在穴位上点刺 5~7 下，放血量以 5~10 滴为宜，隔日 1 次。

【适应证】热毒蕴结型红斑性肢痛症。

【注意事项】一般空腹、过饱、极度疲劳和对针刺恐惧者应慎用此法；体弱患者禁用。

【出处】《江西中医药》2017，4（48）：53.

（四）综合疗法

处方 051

病位在上肢者取大椎、曲池、合谷、外关、神门、大陵、十宣；病位在下肢者取阳陵泉、三阴交、足三里、太溪、太冲、行间、内庭。

【操作】穴位皮肤常规消毒后，对实、热证患者针刺得气后用泻法，10 分钟运针 1 次，留针 30 分钟，大椎穴加拔火罐，十宣放血，3 日 1 次，对虚、寒证者针刺得气后，足三里、曲池用温针法，其余穴位在得气后用平补平泻法，10 分钟运针 1 次，并用 TDP 特定电磁波治疗仪照射 30 分钟，日行 1 次，7 次为 1 个疗程，间隔 3 天，连续治疗 3 个疗程。

【适应证】各型红斑性肢痛症。

【注意事项】一般空腹、过饱、极度疲劳和对针刺恐惧者慎用此法，体弱者禁用。注意留罐时间控制，温针及 TDP 注意温度控制，避免烫伤。

【出处】《中国针灸（增刊）》2002：115.

综合评按：中医认为本病主要病机是血分有热，致病因素主要有火

（热）、毒、湿三邪，病理产物为瘀。辨证论治应首分急性发作期、缓解期，治疗原则上，急性发作期实则泻之，虚实夹杂则攻补兼施，在此基础上，辨火（热）、毒、湿三邪之轻重而有针对性地进行治疗。中医外治法治疗红斑性肢痛症有显著、可靠的效果，无论是急性期还是缓解期，外治法直接作用在患病局部，对病痛的缓解都有一定的作用。在急性期及时给予针刺或刺络拔罐治疗，对本病预后有显著疗效，甚至轻者可以达到治愈。本文列举的外治法如外洗法、外敷法、中药涂搽法、针刺法等，在临床运用中操作简便，价钱低廉，疗效确切，值得推广使用。

本病预后良好，原发性红斑性肢痛症虽然红、肿、热、痛症状显著，痛苦较大，但不会引起严重的后果，由于对中医或西医疗法反应较好，一般转归良好。继发性红斑性肢痛症预后取决于原发病。特发性红斑性肢痛症临床症状较轻，是自限性疾病，多在发病后2~15天自愈，超过15天者少，不治可自愈。本病治疗过程中须做好身心护理，解除患者思想顾虑，树立其战胜疾病的信心，这些至关重要。另外，要避免过久接触湿热刺激，穿棉织透气性良好的鞋袜，保持局部干燥，使两足处于凉爽环境，可防止发作。有报道称，对寒冷抵抗力差、冬季易生冻疮、不爱好体育锻炼、手足心多汗以及月经不正常的女青年易患本病，平时注意运动，增强体质，避免情绪波动可以很好地预防本病发生。

第八节　老年性痴呆

老年性痴呆，又称阿尔茨海默病。阿尔茨海默病是发生在老年期及老年前期的一种原发性退行性脑病，指的是一种持续性高级神经功能活动障碍，即在没有意识障碍的状态下，记忆、思维、分析判断、视空间辨认、情绪等方面的障碍。其特征性病理变化为大脑皮层萎缩，并伴有 β－淀粉样蛋白沉积，神经元纤维缠结，大量记忆性神经元数目减少，以及老年斑的形成。目前尚无特效治疗或逆转疾病进展的药物。本病属中医学"呆病""郁证""文痴"等范畴。中医认为痴呆病位在脑，病性属本虚标实，发病特点多以肾虚为本，以痰、瘀为标。其防治主要应着重补肾，同时应注重化痰浊，益气活血，因此，补肾、祛痰、化瘀被认为是中医药防治老年痴呆的基本法则。

1. 临床诊断

（1）日常工作及一般活动能力受损。

（2）生活功能和执行能力较先前水平降低。

（3）无法用谵妄或其他严重的精神疾病来解释。

（4）认知损害可由以下方式发现或诊断：①病史采集（来自患者本人和知情人）。②客观的认知评价（床旁精神状态检查或神经心理学测试，神经心理学测试应该在常规病史采集以及床旁精神状态检查不能提供确切的诊断时进行）。

认知或行为受损至少包括以下功能中的两项：①学习及记忆新信息的功能受损，症状包括重复地发问或话语，乱放个人物品，忘记重要事件或约会，在熟悉的路径中迷路。②推理及处理复杂任务的能力受损，判断力受损，症状包括对危险缺乏理解，不能胜任财务管理，决断力差，不能计划复杂的或一连串的活动。③视空间能力受损，症状包括无法识别面孔或常见物品，或者尽管视力良好却不能发现正前方的物品，不能使用简单的工具或衣物与躯体关系定向困难。④语言功能受损（说、读、写），症状包括说话时找词困难、犹豫，说话、拼写和书写错误。⑤人格或行为举止改变，症状包括非特异性的情绪波动，如激越、动机受损、主动性丧失、淡漠、失去动力、社交退缩、对先前所从事活动的兴趣降低、悟性丧失、强迫或强迫行为、出现社会所不容许的行为。

2. 中医分型

（1）气虚证：神疲乏力，呼吸气短，语声低微，少气懒言，食欲减退，或见面色白，头晕目眩，心悸自汗，舌淡，脉虚细无力。

（2）气滞证：局部胀、闷、痞、痛。其胀闷、疼痛时轻时重，部位多不固定，常见攻痛或窜痛，善太息；痞胀时没时现，时聚时散；胀闷而满，可随嗳气或矢气减轻，与精神因素有关，苔薄，脉弦。

（3）血虚证：面色无华或萎黄，唇色淡，眼睑色白，头晕目眩，心悸，失眠，手足发麻，舌质淡，脉沉细无力。

（4）血瘀证：刺痛，癥积包块，面色黧黑，青筋显露，唇甲青紫，肌肤甲错，舌质紫暗，舌有瘀斑瘀点，舌下络脉青紫并屈曲怒张，脉细涩或结代。

（5）肾虚髓减证：智能减退，腰膝酸软，倦怠思卧，表情呆板，思维迟钝，善惊易恐，脑转耳鸣，步履沉重，行走艰难，或有幻听，面颊潮红，小便失禁，大便自遗，舌红，苔少，脉细数或舌淡，苔薄，脉沉细。

（6）痰浊阻窍证：智能减退，神情呆滞，胸闷，头重如裹，纳呆，脘腹胀闷，痰多吐涎，恶心欲呕，形肥体胖，动作迟缓不利，肢体困重，舌体胖大，苔白腻，脉滑。（根据老年性痴呆证候现代文献研究结果，参照《中药新药临床研究指导原则（试行版）》和《中医证候鉴别诊断学》，结合《老年性痴呆常见证候要素的临床症状》制定）

一、药物外治法

穴位注射法

🥣 处方 052

复方丹参注射液。取穴：双侧肝俞、肾俞穴。

【操作】患者取俯卧位，每次每穴注射复方丹参注射液 1ml，隔日 1 次，7 次为 1 个疗程，共治疗 4 个疗程。

【适应证】各型老年性痴呆。

【注意事项】一般空腹、过饱、极度疲劳和对针刺恐惧者应慎用此法。对于体弱患者慎用，以免晕针。一旦出现药物过敏应立即停用。

【出处】《针灸临床杂志》2013，29（5）：5.

二、非药物外治法

（一）针刺疗法

🥣 **处方 053**

井穴。

【操作】选用 0.30mm×13mm 毫针。所有井穴均用毫针针刺，操作者以押手紧捏指（趾）末节两侧，以 75% 乙醇棉球局部消毒后，垂直、迅速进针，针刺深度为 0.1 寸，涌泉穴直接垂直进针 0.3 寸，针刺后均不做补泻手法，留针 30 分钟，留针期间每 10 分钟行针 1 次。每日 1 次，10 次为 1 个疗程，连续治疗 2 个疗程。

【适应证】各型老年性痴呆。

【注意事项】一般空腹、过饱、极度疲劳和对针刺恐惧者应慎用此法。对于体弱患者禁用。

【出处】《上海针灸杂志》2012，31（2）：123-127.

（二）电针疗法

🥣 **处方 054**

印堂，百会透四神聪，神庭透上星，双侧风池、悬钟、太溪、合谷、太冲。

【操作】常规针刺治疗基础上给予电针四神聪和风池穴治疗，即每次取两组穴，一组为左侧四神聪和风池，另一组为右侧四神聪和风池，采用 KWD-808 系列 I 型脉冲针灸治疗仪，选用疏密波，以头部轻度抖动为宜，每次 30 分钟。每日治疗 1 次，6 次为 1 个疗程，疗程间休息 1 天，治疗 4 个疗程。

【适应证】老年性血管性痴呆。

【注意事项】一般空腹、过饱、极度疲劳和对针刺恐惧者应慎用此法。对于体弱患者慎用，以免晕针。

【出处】《上海针灸杂志》2013，32（4）：245-247.

（三）电项针配合头针疗法

处方 055

主穴：百会、四神聪、太溪（双侧）、大钟（双侧）、悬钟（双侧）、足三里（双侧）。头针取情感区、风池（双侧）、供血（双侧）、翳明（双侧）、风府（双侧）、百会、四神聪。配穴随症加减。

【操作】患者一般采取背靠坐位，采用 0.30mm×40mm 毫针，针刺穴位皮肤选用 75% 乙醇常规消毒，刺入深度、角度、方向视不同穴位和部位而定。针刺得气后，采用 G6805 电针仪，用两组导线分别连接同侧的风池、供血穴，正极在上，负极在下，选用疏密波，每次 30 分钟，每星期 6 次（星期日休息），共治疗 30 天。

【适应证】各型老年性痴呆。

【注意事项】一般空腹、过饱、极度疲劳和对针刺恐惧者应慎用此法。对于体弱患者慎用，以免晕针。

【出处】《上海针灸杂志》2011，2（30）：85.

（四）艾灸疗法

处方 056

主穴：百会，神庭，大椎。肝肾亏虚配肝俞、肾俞；痰浊阻窍配中脘、丰隆；气虚配气海。

【操作】百会穴处放置 4~6mm 厚的附子片，点燃清艾条，灸火直接压灸在附子片上，至穴位皮肤局部灼热潮红时立即提起，顷刻再压灸，反复灸 20 分钟。神庭、大椎穴用清艾条悬灸 20 分钟。配穴用毫针针刺，施平补平泻手法。每日治疗 1 次，每周休息 1 天，4 周为 1 个疗程，共治疗 4 个疗程，疗程间休息 1 周。

【适应证】各型老年性痴呆。

【注意事项】一般空腹、过饱、极度疲劳和对灸法恐惧者应慎施灸。对于体弱患者，灸治时艾炷不宜过大，刺激量不可过强，以防晕灸。

【出处】《中国针灸》2011，31（1）：19–20.

（五）耳穴压豆疗法

🥣 处方 057

心、肾、额、皮质下、神门等。随症取穴：心脾两虚配肝、胆；肝郁气虚配三焦；肾阳虚配内生殖器、内分泌；胃失和降配胃、脾、三焦。

【操作】常规消毒耳廓，把用 25% 乙醇浸泡后光滑的王不留行籽贴压在相应耳穴上，以 7~8 穴为宜，并随症加减。贴紧并稍加压力，使患者产生酸、麻、钝痛或发热感，嘱患者每日按压耳穴 3~5 次。每次按压双耳穴，保持 3~5 天，取下休息 1 天后再贴，5 次为 1 个疗程，可持续 2~3 个疗程。

【适应证】各型老年性痴呆。

【注意事项】一旦发生药物过敏反应，立即停用。

【出处】开封市中医院康复·颈肩腰腿痛科经验方。

（六）综合疗法

🥣 处方 058

风府，风池，四神聪，百会，印堂，水沟，太溪，复溜，内关，神门，足三里，三阴交，丰隆。耳穴取心、肝、肾、脑点、神门五穴。

【操作】采用 0.3mm × 25mm、0.3mm × 40mm 一次性使用无菌针灸针针刺。风府穴向下斜刺 0.5~0.8 寸，得气后不行针，风池穴平刺透风府穴，针刺得气后施以捻转补泻，先泻后补，使局部酸胀扩散至头项部，风池、风府穴不留针。百会、印堂穴平刺 0.5~0.8 寸，强刺激。水沟穴向鼻中隔深刺，予以强刺激至患者流泪。四神聪向百会穴透刺，强刺激，均留针 30 分钟，出针时摇大针孔，使之出血。太溪、复溜、足三里、三阴交采用常规针刺，行捻转补泻，用补法，内关、神门、丰隆平补平泻，留针 30 分钟。每日 1 次，10 次为 1 个疗程。疗程结束后休息 3 天继续下 1 个疗程，治疗 2 个疗程。首次针刺后进行穴位贴敷，采用王不留行籽耳穴贴，取心、肝、肾、脑点、神门五穴，直接揭下耳贴胶布贴于穴位并按压，每次贴 5 天，休息 3 天再贴，并嘱能配合的患者或家属常按压所贴之处，加强刺激，连续治疗 6 个月。

【适应证】各型老年性痴呆。

【注意事项】一般空腹、过饱、极度疲劳和对针刺恐惧者慎用此法，对体弱患者禁用，皮肤破溃及过敏者禁用穴位贴敷。

【出处】《中国中医药现代远程教育》2018，（13）：135–137.

综合评按：随着老龄化趋势，老年性痴呆患者数量越来增多，在不久的将来，我国将进入老龄化社会，如何应对随之而来的老年性痴呆高发病率是一个严峻的现实问题。本病目前尚无特效治疗或逆转疾病进展的药物。本节所列举的外治法，主要是中医针刺治疗，如体针、头针、电针等，通过不断刺激经络，调整人体阴阳，调理脏腑，醒脑开窍，改善患者记忆力及认知能力，能很好地治疗和预防本病的发生及发展。另外，其他的治疗方法，例如通过散步等改善昼夜生活节奏，将有纪念意义的照片等纪念品放置在患者旁边给予心理安慰等也被认为对缓解患者的失眠、不安等症状有效，从而改善老年性痴呆患者的症状。

在预防方面，应提高自我保健意识，养成良好的生活习惯，积极戒除不良的生活习惯，认真遵医嘱治疗高血压等慢性病。此外，还应养成良好的用脑习惯，不断学习，培养业余爱好，多与人接触，拥有社会支持群体，坚持生活自理，获得最大可能的个人满足感与尊严。

第九节　帕金森病

帕金森病又称震颤麻痹，是中老年人常见的神经系统变性疾病，临床主要表现为静止性震颤、肌强直、运动迟缓和姿势步态异常。中医对本病的论述多见于"中风""颤震""震抖""痉病"等。

1. 临床诊断

中医统一病名为老年颤证，相当于帕金森病及帕金森综合征。①主症：头或肢体颤震，少动，肢体拘痉，颈背僵直。②兼症：表情呆板，头胸前倾，言语謇涩，上肢协调不能，皮脂外溢，口角流涎，智力减退或精神障碍，生活自理能力降低。③发病年龄在 55 岁以上。④可有明显诱因，如感受外邪、中毒或脑部病变，也可无诱因。⑤慢性起病或进行性加重。具有两个以上主症，慢性起病或进行性加重，结合年龄、诱因等特点可确诊为老年颤证。

2. 中医分型

（1）痰热动风证：神呆懒动，形体稍胖，头胸前倾，头或肢体颤震尚能自制，活动缓慢，胸满，口干或多汗，头晕或头沉，咯痰色黄，小便短赤，大便秘结或数日不行，舌质红或暗红，舌苔黄或黄腻，脉象细数或弦滑。

（2）血瘀动风证：表情呆板，面色晦暗，头摇或肢体震颤日久，震颤幅度较大，肢体拘痉，活动受限，项背前倾，言语不利，步态慌张，或智力减退或精神障碍；头晕眼花，皮脂外溢，发甲焦枯，舌质紫暗或有瘀斑，舌苔薄白或白腻，脉象弦滑。

（3）气血两虚证：神呆懒言，面色㿠白，肢体颤震或头摇日久，震颤程度重，项背僵直或肢体拘痉，活动减少，行走不稳，气短乏力，头晕眼花，自汗，动则尤甚，皮脂外溢或口角流涎。舌体胖，边有齿痕，舌质暗淡，舌苔薄白或白腻，脉象细无力或沉细。

（4）肝肾不足证：表情呆板，肢体或头颤震日久，震颤幅度大，或肢体拘痉，活动笨拙，上肢协调不能，步态拖拉，言语謇涩，或智力减退，形体消瘦，头晕耳鸣，失眠多梦，或头痛或盗汗，急躁时颤震加重，腰酸腿笨，小便频数，大便秘结，舌体瘦小，舌质暗红，舌苔少或剥脱或微黄，脉象细弦或细数。

（5）阴阳两虚证：表情呆板，肢体或头颤震日久，项背僵直，或肢体拘痉，语言謇涩，失眠健忘，汗出畏寒，体倦肢冷，或腰酸腿痛，溲少便秘，舌质嫩红或淡暗，舌苔薄白，脉沉细。

一、药物外治法

穴位注射法

处方 059

葛根素注射液。取穴：双侧风池。

【操作】采用 5 ml 注射器抽取葛根素注射液 2ml，风池穴常规消毒后，针尖向鼻尖方向快速刺入穴位约 25mm，提插得气，回抽无回血，缓慢注入药液 1ml；另一侧风池穴同法治疗。

【适应证】各型帕金森病。

【注意事项】一般空腹、过饱、极度疲劳和对针刺恐惧者应慎用此法。对于体弱患者慎用，以免晕针。药物过敏者禁用。

【出处】《临床研究》2015，40（1）：57.

二、非药物外治法

（一）艾灸疗法

☙ 处方 060

①中脘，气海，关元，双侧绝骨。②四花穴（双侧胆俞、膈俞），大椎，命门。

【操作】两组穴位交替取用。艾绒做成麦粒（直径约 0.5cm，高约 0.5cm）大小的艾炷，取上述穴位，将跌打万花油涂到上述穴位上，点燃艾炷，患者感灼痛时用镊子将艾炷取下，每穴 7 壮。

【适应证】肾阳虚型帕金森病。

【注意事项】一般空腹、过饱、极度疲劳和对灸法恐惧者应慎施灸。对于体弱患者，灸治时艾炷不宜过大，刺激量不可过强，以防晕灸。

【出处】《灸法治疗帕金森病肌强直的临床疗效观察》邓贤斌，2010 年。

（二）针刺疗法

☙ 处方 061

主穴：百会，本神，风池，合谷，三阴交，太冲。配穴：太溪，肾俞。

【操作】患者取坐位，局部用 75% 乙醇棉球进行消毒后，用 0.30mm×40mm 华佗牌针灸针进行针刺，百会、本神平刺 0.5~0.8 寸，余穴直刺 0.5~1 寸，进针后施捻转补法，得气后留针 40 分钟，每 20 分钟捻转 1 次。每日治疗 1 次，每周治疗 6 日，休息 1 日，为 1 个疗程，每个患者需持续治疗 4 个疗程，共 28 天。

【适应证】各型帕金森病。

【注意事项】一般空腹、过饱、极度疲劳和对针刺恐惧者应慎用此法。

对于体弱患者慎用，以免晕针。

【出处】《针刺颅底七穴结合夹脊穴治疗帕金森病的临床观察》吴冬艳，2016 年。

处方 062

哑门，天柱（双侧），风池（双侧），完骨（双侧），夹脊穴。

【操作】患者取俯卧位，局部用 75% 乙醇棉球进行消毒后，用 0.30mm×40mm 华佗牌针灸针进行针刺，哑门穴向下颌方向徐徐刺入 1 寸，在 0.5~1 寸间提插至得气后不再行针，严格遵守操作要领，防止损伤延髓；完骨穴向鼻尖方向刺入 1 寸；风池穴向对侧鼻尖方向刺入 1 寸，严格遵守操作要领，防止损伤延髓；天柱穴施针时针身应与皮肤呈 90° 角刺入 1 寸；夹脊穴直刺 0.3~0.5 寸。除哑门穴外全部施以捻转补法，至针下得气后，留针 40 分，每隔 20 分钟行针 1 次。每日治疗 1 次，每周治疗 6 日，休息 1 日，1 周为 1 个疗程，每个患者需持续治疗 4 个疗程，共 28 天。

【适应证】髓海不足型帕金森病。

【注意事项】一般空腹、过饱、极度疲劳和对针刺恐惧者应慎用此法。对于体弱患者慎用，以免晕针。注意进针角度和深度，防止损伤重要脏器。

【出处】《针刺颅底七穴结合夹脊穴治疗帕金森病的临床观察》吴冬艳，2016 年。

（三）电针疗法

处方 063

舞蹈震颤区，即运动区：上点在前后正中线的中点向后移 0.5cm 处，下点在眉枕线和鬓角发际前缘相交区（若鬓角不明显者，可从颧弓中点向上引一垂直线，将此线与眉枕线交点前 0.5cm 处作为点），上下两点的连线即为运动区。舞蹈震颤控制区：自运动区向前移 1.5cm 的平行线即为本区。配穴：痰热风证加风池、阴陵泉、丰隆、太冲化痰息风；血瘀动风证加血海、风池、太冲息风活血祛瘀；气血两虚证加气海、血海、足三里益气养血；肝肾不足证加肝俞、肾俞、三阴交补益肝肾；阴阳两虚证加阳陵泉、阴陵泉、足三里、三阴交平调阴阳。

【操作】定好区域后，以 75% 乙醇棉球常规消毒。舞蹈震颤区：选用环球牌直径 0.30mm、长 25mm 的不锈钢毫针，采用平刺法向下刺入至针体 2/3，进入帽状腱膜下层，间隔 1 寸施针 1 枚，小幅度快速捻转针柄，得气后连接 G6805 型电针仪（电流强度为 1~2mA，频率为 50~100 次 / 秒），强度以患者耐受为度，留针 30 分钟。其他穴位均采用环球牌直径 0.30mm、长 40mm 针灸针，按常规刺法，平补平泻。

【适应证】各型帕金森病。

【注意事项】一般空腹、过饱、极度疲劳和对针刺恐惧者应慎用此法。对于体弱患者慎用，以免晕针。心脏疾病患者慎用。

【出处】《电针舞蹈震颤区对帕金森病患者 fMRI 的影响及其即时疗效探讨》苏诚欢，2009 年。

（四）推拿疗法

处方 064

头部的运动区和震颤区、脑户及风府、命门、头维、百会、风池、肩髃、缺盆、曲池、阳池、手三里、合谷、髀关、足三里、阳陵泉、解溪、环跳、承扶、殷门、委中、承山、大杼、胆俞、大肠俞、肝俞、肾俞等。

【操作】患者取仰卧位：①推印堂，分眉弓，揉太阳，拿五经，点揉运动区、震颤区以及百会、头维、风池、脑户等。②推、揉、拿、擦上肢屈肌面 3~5 遍，点缺盆、曲池、手三里、阳池、合谷等，屈体活动肘、腕关节。③自下而上采用推、擦、拿、揉法施于大腿前侧及小腿外侧部，按揉髀关、足三里、阳陵泉、解溪。④压放气冲，屈伸以及摇髋、膝、踝关节。

患者取俯卧位：①按、揉、拿、擦背部膀胱经大杼至大肠俞路线，揉压肝俞、胆俞、肾俞、大肠俞，拇指点揉督脉路线。重取风府、脊中、命门、阳关。②掌推、肘揉、拿、擦下肘后侧，重压环跳、承扶、殷门、委中、承山等。

【适应证】各型帕金森病。

【注意事项】一般空腹、过饱、极度疲劳者慎用此法；体弱者手法宜轻柔，循循逐近；皮肤破损者禁用。

【出处】《按摩与导引》2006，4（22）：22-23.

综合评按: 西医尽管在本病发病机制的研究上有很多重大突破,但目前能够治疗本病的西药并不多,且主要是对症治疗。复方左旋多巴被认为是最重要的治疗药物,但无法阻止本病的进展,长期使用可以导致运动并发症,限制了其应用。研究显示,使用复方左旋多巴5年后和15年后运动并发症的发生率分别为40%和70%。鉴于长期使用西药有诸多不良反应,许多患者开始寻求替代治疗,而中医药治疗确实在改善帕金森病症状、提高生活质量等各方面发挥了很好的作用,具有毒副作用小、操作简便、效果显著、价格经济等优势。本文所列举的中医外治法,如穴位注射、针刺、电针、推拿、艾灸等疗效确切,临床可行,可为临床医生提供参考,造福患者!

第十节　颈型颈椎病

颈型颈椎病也称局部型颈椎病,具有头、肩、颈、臂部位的疼痛及相应的压痛点,X线片上没有椎间隙狭窄等明显的退行性改变,但可以有颈椎生理曲线的改变,椎体间不稳定及轻度骨质增生等变化。此型在临床上极为常见,是最早期的颈椎病。不少反复落枕的患者即属于此种改变。此型实际上是颈椎病的最初阶段,也是治疗最为有利的时机。

中医学中并无"颈椎病"的病名,但其症状近似于中医的"痹证""项强"等。中医书籍也有所谓"骨错缝,筋出槽"等描述。早在两千年前的医书《黄帝内经》中,就对痹证做过如下描述:"风寒湿三气杂至,合而为痹也。其风气胜者为行痹,寒气胜者为痛痹,湿气胜者为著痹也。"还根据症状和部位,将痹证分为筋痹、骨痹、脉痹、肌痹和皮痹。这些描述中可能包括了对颈椎病的描述。颈椎病多由外感风寒湿邪,伤及经络,或长期劳损,肝肾亏虚,或痰瘀交阻,气滞血瘀等原因引起。《杂病源流犀烛》云:"凡颈项强痛,肝肾膀胱病也,三经受风寒湿邪。"

1. 临床诊断

①颈部酸、胀、痛及枕、肩部不适感,半数患者颈部活动受限或呈被

迫体位。②X 线片显示颈椎生理曲度改变、失稳、轻度骨质增生等变化。

2.中医分型

（1）风寒湿证：颈、肩、上肢窜痛麻木，以痛为主，头有沉重感，颈部僵硬，活动不利，恶寒畏风，舌淡红，苔薄白，脉弦紧。

（2）气滞血瘀证：颈肩部、上肢刺痛，痛处固定，伴有肢体麻木，舌质暗，苔薄白，脉弦。

（3）痰湿阻络证：头晕目眩，头重如裹，四肢麻木不仁，纳呆，舌暗红，苔厚腻，脉弦滑。

（4）肝肾不足证：眩晕头痛，耳鸣耳聋，失眠多梦，肢体麻木，面红目赤，舌红少津，脉弦。

（5）气血亏虚证：头晕目眩，面色苍白，心悸气短，四肢麻木，倦怠乏力，舌淡苔少，脉细弱。

一、药物外治法

（一）中药熏洗法

处方 065

独活 9g，秦艽 9g，防风 9g，艾叶 9g，透骨草 9g，刘寄奴 9g，苏木 9g，赤芍 9g，红花 9g，甲珠（现由他药代替）9g，威灵仙 9g，乌梅 9g，木瓜 9g。

【用法】用上述药物水煎，趁热熏洗患处，每次 30~40 分钟，每天 2~3 次，10 天为 1 个疗程。

【适应证】风寒湿型、气滞血瘀型颈型颈椎病。

【注意事项】一旦发生药物过敏反应，立即停用；注意温度的控制，避免烫伤皮肤。

【出处】贾一江，庞国明，府强，等.《当代中药外治临床大全》中国中医药出版社.

（二）穴位注射法

处方 066

正清风痛宁注射液，利多卡因注射液。

【操作】可选取颈椎双侧横突及阿是穴，消毒后注射器刺入穴位，回抽未见回血后每穴缓缓注入药液，10 次为 1 个疗程，每日 1 次。

【适应证】颈型颈椎病。

【注意事项】一旦发生药物过敏反应，立即停用。

【出处】开封市中医院康复·颈肩腰腿痛科经验用法。

（三）药包热敷法

处方 067

羌活 30g，独活 30g，制川乌 18g，花椒 20g，当归 20g，海桐皮 20g。

【用法】将上诸药研成粗末，装入长 15cm、宽 10cm 的布袋中，每袋 150g。用时将药袋加水煎煮 20~30 分钟，稍凉后将药袋置于患处热敷，每次 30 分钟，1 次 / 日，2 个月为 1 个疗程。

【适应证】风寒湿型、气滞血瘀型颈型颈椎病。

【注意事项】一旦发生药物过敏反应，立即停用；注意温度的控制，避免烫伤皮肤。

【出处】开封市中医院康复·颈肩腰腿痛科经验方。

二、非药物外治法

（一）针刀疗法

处方 068

枕骨上、下项线之间，项韧带、棘突或横突，乳突后缘之敏感点或痛性条索及结节点。

【操作】患者取俯卧位，胸下垫一个枕头，颈部呈前屈 0~20°，在颈部分别寻找枕骨上、下项线之间，项韧带、棘突或横突，乳突后缘之敏感点或痛性条索及结节点作为主要治疗点，标记后，局部常规消毒，铺无菌洞巾，术者戴无菌手套，操作前准备完毕后，术者右手拇指、食指持针刀依次对标记点进行治疗。

【适应证】颈型颈椎病。

【注意事项】一般空腹、过饱、极度疲劳、对针刀恐惧及晕针者不宜治疗。体质较弱、术中反应强烈、术后又感疲乏者应在诊室休息约半个小时，待恢复正常后方可离开。

【出处】郭长青.《针刀医学》中国中医药出版社.

（二）浮针疗法

处方 069

头夹肌、颈夹肌、肩胛提肌、斜方肌、冈上肌、冈下肌、菱形肌、肱桡肌等。

【操作】选择一次性使用浮针（国家发明专利号：971143188，公开号：CN-1186653A，直径 1.5mm，长度为 3.2cm），主要由软套管和不锈钢针芯组成。常规消毒，在皮下水平进针，针尖指向病灶，针体在皮下疏松结缔组织中向前推进，皮肤表面可见线状隆起，运针深度一般以软套管全部埋入皮下为度。进针后以拇指为支点，食指和无名指一前一后做扇形扫散，每部位扫散时间约 2 分钟。操作完毕后抽出不锈钢针芯，将塑料软套管留置皮下，用胶布固定。留置 12 小时后将软套管拔出，嘱患者起管后勿沾水，留管期间患者可照常活动。1 次 / 日，7 天为 1 个疗程。

【适应证】颈型颈椎病。

【注意事项】一般空腹、过饱、极度疲劳、对浮针恐惧者及晕针者不宜治疗。

【出处】符仲华.《浮针医学纲要》人民卫生出版社.

（三）腹针疗法

处方 070

天地针（中脘、关元），商曲，滑肉门。

【操作】腹部取穴时，以任脉为纵轴坐标，从解剖结构来看，任脉应当为腹白线。任脉的定位方法有二：一是观察毛孔的走向，二是分辨皮肤的色素沉着。取穴时以胸骨柄、肚脐、耻骨联合上缘为标记点，腹部分寸的标定按照比例寸取法进行。①上腹部分寸的标定：中庭穴至神阙穴确定为 8 寸。②下腹部分寸的标定：神阙穴至曲骨穴之间的距离确定为 5 寸。③两个乳中穴之间的距离确定为 8 寸。局部常规消毒，避开毛孔、血管进针，穴位定位准确，快速刺穿表皮，进针时只捻转不提插或轻捻转、慢提插，留针 20~30 分钟，出针顺序与进针顺序相同。

【适应证】颈型颈椎病。

【注意事项】一般空腹、过饱、极度疲劳、对针刺恐惧者及晕针者不宜治疗。

【出处】薄智云.《腹针疗法》中国中医药出版社.

（四）艾灸疗法

处方 071

肩背部患处。

【操作】将灯芯放入酒精中浸湿后点燃，取燃烧的灯芯放在折叠数层的厚布上迅速贴住肩背部患处按压，如此反复数次至患肩肤色红润为止，3 天 1 次，3~5 次为 1 个疗程。

【适应证】颈型颈椎病。

【注意事项】一般空腹、过饱、极度疲劳和对灸法恐惧者应慎施灸。对于体弱患者，灸治时艾炷不宜过大，刺激量不可过强，以防晕灸。

【出处】田从豁，臧俊岐.《中国灸法全书》黑龙江科学技术出版社.

综合评按：本病大多由风寒、潮湿、枕头不适或卧姿不当、颈肌劳损、头颈部长时间单一姿势、姿势不良或过度疲劳等造成颈椎间盘、棘突间关节及肌肉、韧带等劳损所致，有时外伤也起重要作用。在以上因素的作用下，首先导致颈肌的痉挛、劳累或肌力不平衡而出现颈椎生理曲线改变，造成颈椎关节囊及韧带松弛，颈椎小关节失稳，此类改变刺激了颈神经根背侧支及副神经而致发病。颈型颈椎病原则上不需要手术治疗，主要应消除无菌性炎症、止痛，治疗软组织劳损，并积极保护椎间关节，恢复肌力和椎节的稳定性。

第十一节　神经根型颈椎病

　　神经根型颈椎病是以颈椎间盘退行性改变及其继发性病理改变导致神经根受压，引起相应神经分布区疼痛为主要临床表现的疾病的总称。

　　本病近似于中医的"痹证""项强"等。《黄帝内经》曰"风寒湿三气杂至，合而为痹也。其风气胜者为行痹，寒气胜者为痛痹，湿气胜者为著痹也。"并将痹证分为筋痹、骨痹、脉痹、肌痹和皮痹。神经根型颈椎病多由外感风寒湿邪伤及经络，或长期劳损，肝肾亏虚，或气滞血瘀等原因引起。

1. 临床诊断

　　①肩背或颈枕部呈阵发性或持续性的隐痛或剧痛。②受刺激或压迫的颈脊神经走行方向有烧灼样或刀割样疼痛，伴针刺样或过电样麻感。③当颈部活动、腹压增高时，上述症状会加重。④颈部活动有不同程度受限或发硬、发僵，或颈呈痛性斜颈畸形。⑤患侧上肢发沉、无力，握力减弱或持物坠落。（《中华外科杂志》2008，46（23）：1796–1799，《实用骨科学》）

2. 中医分型

　　（1）风寒湿证：颈、肩、上肢窜痛麻木，以痛为主，头有沉重感，颈部僵硬，活动不利，恶寒畏风，舌淡红，苔薄白，脉弦紧。

　　（2）气滞血瘀证：颈肩部、上肢刺痛，痛处固定，伴有肢体麻木，舌质暗，苔薄白，脉弦。

　　（3）肝肾不足证：眩晕头痛，耳鸣耳聋，失眠多梦，肢体麻木，面红目赤，舌红少津，脉弦。

一、药物外治法

（一）穴位贴敷法

处方 072

三七 10g，川芎 15g，血竭 15g，乳香 15g，姜黄 15g，没药 15g，杜仲 15g，天麻 15g，白芷 15g，川椒 5g，麝香 2g。

【用法】将上药共研细末，放入 150ml 白酒中，微火煎成糊状，或用米醋拌成糊状，摊在纱布上，并将麝香洒在上面敷于患处。干后可将药重新调成糊状再用，每剂药可连用 3~5 次，15 次为 1 个疗程。

【适应证】风寒湿型、气滞血瘀型神经根型颈椎病。

【注意事项】一旦发生药物过敏反应，立即停用。

【出处】宋世昌，曹清河，张玉铭，等.《穴位贴敷疗法》河南科学技术出版社.

（二）穴位注射法

处方 073

正清风痛宁注射液，利多卡因注射液，生理盐水。取穴：颈夹脊穴，大椎穴，阿是穴，天鼎穴。

【操作】取正清风痛宁注射液 2ml、利多卡因注射液 5ml、生理盐水 5ml 配成混合液，消毒后注射器刺入穴位，回抽未见回血后每穴缓缓注入药液，每日 1 次，7~10 次为 1 个疗程。

【适应证】神经根型颈椎病。

【注意事项】一旦发生药物过敏反应，立即停用。

【出处】开封市中医院康复·颈肩腰腿痛科经验用法。

（三）药包热敷法

处方 074

羌活 30g，独活 30g，制川乌 18g，花椒 20g，透骨草 45g，伸筋草 45g，艾叶 50g，海桐皮 20g，苏木 30g。

【用法】将上诸药研成粗末，装入长 20cm、宽 15cm 的布袋中。用时将药袋加水煎煮 20~30 分钟，稍凉后将药袋置于患处热敷，每次 30 分钟，1 日 1 次，10 天为 1 个疗程。

【适应证】风寒湿型、气滞血瘀型神经根型颈椎病。

【注意事项】一旦发生药物过敏反应，立即停用；注意温度的控制，避免烫伤皮肤。

【出处】开封市中医院康复·颈肩腰腿痛科经验方。

二、非药物外治法

（一）针刀疗法

⚗ 处方 075

斜角肌、颈固定肌群（头颈夹肌、头颈半棘肌）、项韧带及颈背筋膜等。

【操作】患者取俯卧位，胸下垫一个枕头，颈部呈前屈 0~20°，在颈部分别寻找斜角肌、颈固定肌群（头颈夹肌、头颈半棘肌）、项韧带及颈背筋膜之敏感点或痛性条索及结节点作为主要治疗点，标记后，局部常规消毒，铺无菌洞巾，术者戴无菌手套，操作前准备完毕后，术者右手拇指、食指持针刀依次对标记点进行治疗。

【适应证】神经根型颈椎病。

【注意事项】一般空腹、过饱、极度疲劳、对针刺恐惧者及晕针者不宜治疗。体质较弱、术中反应强烈、术后又感疲乏者应在诊室休息约半个小时，待恢复正常后方可离开。

【出处】郭长青.《针刀医学》中国中医药出版社.

（二）红外线疗法

⚗ 处方 076

颈肩部。

【操作】治疗前仔细询问患者，了解有无理疗禁忌证，嘱患者去掉辐射场作用范围内金属物品，接通电源，确认仪器运转正常。患者取舒适体位，充分暴露治疗部位皮肤，将治疗仪放置于治疗部位，辐射器与皮肤距离 2~3cm。开机，遵医嘱选择治疗处方，按治疗处方调节治疗剂量和输出功率，治疗结束后，仪器报警，治疗电源自动断电，治疗师按操作顺序切断仪器电源，每次 30 分钟，每天 1 次，10 天为 1 个疗程。

【适应证】神经根型颈椎病。

【注意事项】操作过程中避免烧伤皮肤。

【出处】燕铁斌.《物理治疗学》人民卫生出版社.

（三）腹针疗法

处方 077

天地针（中脘、关元），商曲，滑肉门，石关。

【操作】按照处方要求确定针刺穴位顺序。局部常规消毒，避开毛孔、血管进针，定位准确，快速刺穿表皮。进针时只捻转不提插或轻捻转慢提插，留针 20~30 分钟。出针顺序与进针顺序相同。每日 1 次，7~10 天为 1 个疗程。

【适应证】神经根型颈椎病。

【注意事项】一般空腹、过饱、极度疲劳、对针刺恐惧者及晕针者不宜治疗。

【出处】薄智云.《腹针疗法》中国中医药出版社.

（四）针刺疗法

处方 078

大椎，天柱，后溪，颈夹脊穴，肩井，天宗。

【操作】大椎穴直刺 1~1.5 寸，使针感向肩臂部传导，夹脊穴直刺或向颈椎斜刺，施平补平泻法，使针感向项、臂部传导，其他穴位按常规针刺。根据压痛点所在取肩井、天宗疏通经络，止痛，上肢及手指麻痛甚者加曲池、合谷、外关疏通经络。每日 1 次，10 天为 1 个疗程。

【适应证】神经根型颈椎病。

【注意事项】一般空腹、过饱、极度疲劳、对针刺恐惧者及晕针者不宜治疗。

【出处】梁繁荣，王华.《针灸学》中国中医药出版社.

（五）艾灸疗法

处方 079

大椎，颈夹脊穴。

【操作】（1）艾炷灸：将艾绒放入艾炷器内，制成大小适宜之艾炷，将艾炷器置于应灸穴位上，点燃艾炷顶端，等艾炷燃至患者感发烫时，即用镊子取下放入弯盘，令换一艾炷，继续点燃，一般每次灸 3~5 壮，每日 1 次，10 次为 1 个疗程。

（2）艾条灸：点燃艾条一端，燃端距应灸穴位或局部 2~4cm 处熏灸，使局部有温热感，以不感烧灼为度，每次灸 15~30 分钟，使局部皮肤红润、灼热，中途艾绒烧灰较多时，应将绒灰置于弯盘中，避免落在患者身上。

【适应证】神经根型颈椎病。

【注意事项】一般空腹、过饱、极度疲劳和对灸法恐惧者应慎施灸。对于体弱患者，灸治时艾炷不宜过大，刺激量不可过强，以防晕灸。

【出处】田从豁，臧俊岐.《中国灸法全书》黑龙江科学技术出版社.

综合评按： 由于本型的发病因素较多，病理改变亦较复杂，因此，视脊神经根受累的部位及程度不同，其症状及临床体征各异。如果以前根受压为主，则肌力改变（包括肌张力降低及肌萎缩等）较明显，以后根受压为主，则感觉障碍症状较重，但在临床上两者多并存，此主要是由于在狭小的根管内，多种组织密集分布在一起，很难完全分隔开。当脊神经根的前侧受压时，在根管相对应的后方亦同时出现受压现象，其发生除了力的对冲作用外，也是由于在受压情况下局部血管瘀血，相互累及。因此，感觉与运动功能障碍两者同时出现者居多，但由于感觉神经纤维较为敏感，因而感觉异常的症状会更早地表现出来。

第十二节 椎动脉型颈椎病

椎动脉型颈椎病是因各种机械性与动力性因素致使椎动脉遭受刺激或压迫，以致血管狭窄、折曲而造成椎－基底动脉供血不足，出现头痛、头晕、视物不清等一系列症状。

本病在中医学上可归为"眩晕""头痛"等范畴。早在《素问·至真要大论篇》就有"诸风掉眩，皆属于肝"的记载，《灵枢·海论》曰："脑为髓之海……髓海有余，则轻劲多力，自过其度；髓海不足，则脑转耳鸣，胫酸眩冒。"又如《丹溪心法·头眩》有"无痰不作眩"的主张，提出"治痰为先"的方法。《景岳全书·眩晕》论眩晕"虚者居其八九"，强调"无虚不作眩"，主张治疗上应以治虚为主。历代医家对眩晕的病机各有立论，形成了诸多流派。本病的发病机制可归纳为颈部劳损，脑髓失养；或感受风寒湿邪，阻滞气机，血行受阻，经络运行不畅；或阴虚阳亢，上扰清窍，眩晕诸症乃发。眩晕以虚实分之，实者可由风、痰、火引起；虚者多为阴阳气血不足所致。

1. 临床诊断

①颈源性眩晕，可有猝倒史。②仰头旋颈试验阳性。③颈椎 X 线片示颈椎生理曲度异常、寰枢关节不对称、椎体及钩椎关节增生、韧带钙化、椎间孔狭窄等。④多伴有交感神经症状，如耳鸣、耳聋、胸闷、心慌、视力障碍等。⑤经颅多普勒检查提示椎－基底动脉供血不足或血流减慢。

2. 中医分型

（1）肝阳上亢证：眩晕，头胀且痛，急躁易怒，少寐多梦，面色红，口苦，舌红，苔薄黄，脉弦。

（2）痰浊中阻证：眩晕，头重如裹，胸脘痞闷，呕吐痰涎，舌苔白腻，脉濡滑。

（3）肾精不足证：眩晕耳鸣，神疲健忘，腰膝酸软，遗精，心烦口干，舌质淡，脉沉细。

（4）气血亏虚证：头晕眼花，面色苍白，唇甲不华，心悸失眠，舌质淡，脉细弱。

（5）瘀血内阻证：眩晕，面或唇色紫暗，舌有紫斑或瘀点，脉弦涩或细弦。

一、药物外治法

（一）穴位注射法

处方 080

丹参注射液。取穴：颈夹脊穴，大椎穴，阿是穴，风池穴。

【操作】 取丹参注射液 4ml，消毒后注射器刺入穴位，回抽未见回血后每穴缓缓注入药液。大椎穴于旁开 0.5 寸处进针，以 45° 角斜向大椎穴方向刺入。颈夹脊穴垂直进针，或与椎体呈 75° 角刺入穴位。7~10 次为 1 个疗程，根据情况 1 天或隔天注射。

【适应证】 椎动脉型颈椎病。

【注意事项】 一旦发生药物过敏反应，立即停用。

【出处】 开封市中医院康复·颈肩腰腿痛科经验用法。

（二）药包热敷法

处方 081

伸筋草、透骨草、荆芥、防风、防己、附子、千年健、威灵仙、桂枝、路路通、秦艽、羌活、独活、麻黄、红花各 30g。

【用法】 将上诸药研成粗末，装入长 15cm、宽 10cm 的布袋中，每袋 150g。用时将药袋加水煎煮 20~30 分钟，稍凉后将药袋置于患处热敷，每次 30 分钟，1 日 1 次，10 天为 1 个疗程。

【适应证】 瘀血内阻型椎动脉型颈椎病。

【注意事项】 一旦发生药物过敏反应，立即停用。注意温度的控制，避免烫伤皮肤。

【出处】 贾一江，庞国明，府强，等.《当代中药外治临床大全》中国中医药出版社.

二、非药物外治法

（一）针刀疗法

🥣 **处方 082**

选择病变节段棘突上下的棘间韧带、两侧上下关节突关节囊及风府穴为针刀松解治疗点。

【操作】患者取俯卧位，胸下垫薄枕，施术区备皮，常规消毒，铺无菌洞巾，术者戴无菌手套，操作准备完毕后，术者右手拇指、食指持针刀依次对标记点进行治疗。操作时刀口与棘间、关节突关节点顺序平行，刀体与表皮垂直，快速刺入达棘突顶骨面、关节突骨面。

【适应证】椎动脉型颈椎病。

【注意事项】一般空腹、过饱、极度疲劳、对针刺恐惧者及晕针者不宜治疗。体质较弱、术中反应强烈、术后又感疲乏者应在诊室休息约半个小时，待恢复正常后方可离开。

【出处】郭长青.《针刀医学》中国中医药出版社.

（二）推拿疗法

🥣 **处方 083**

风池、风府、天柱、百劳、肩井、百会、阿是穴等。

【操作】揉揉法：医者用揉法、揉法沿颈项部督脉经走向放松颈项部肌肉，痛点处反复揉揉，至局部皮肤有发热感为止。拿捏法：医生沿棘突两侧的膀胱经自上而下拿揉多次，以放松颈项部两侧的肌肉与软组织。点穴疗法：点揉风池、风府、天柱、百劳、肩井、百会，使上肢、手部有麻、胀的感觉。活络关节法：让患者主动做颈部前屈、后伸、侧弯以及旋转动作，再摇动双上肢，最后用轻叩击法叩击颈部。每天 1 次，12 天为 1 个疗程。

【适应证】椎动脉型颈椎病。

【注意事项】皮肤感染、破溃处慎用；严重骨质疏松症患者，颈椎骨质破坏者（如结核、肿瘤），严重心脑血管疾病患者，极度疲劳、空腹饥饿时慎用。

【出处】王之虹，于天源.《推拿学》中国中医药出版社.

（三）腹针疗法

处方 084

天地针（中脘、关元），商曲，滑肉门，下脘上，气穴，气旁。

【操作】按照处方要求确定针刺穴位顺序。局部常规消毒，避开毛孔、血管，定位准确，快速刺穿表皮。进针时只捻转不提插或轻捻转慢提插，留针时间为 20~30 分钟。出针顺序与进针顺序相同。1 次 / 日，7~10 天为 1 个疗程。

【适应证】椎动脉型颈椎病。

【注意事项】一般空腹、过饱、极度疲劳、对针刺恐惧者及晕针者不宜治疗。

【出处】薄智云.《腹针疗法》中国中医药出版社.

（四）浮针疗法

处方 085

胸锁乳突肌、斜角肌、上斜方肌等。

【操作】①远道取穴：进针点与患者上肢或躯干夹角为 25°~35°，在前臂桡侧中央由下向上进针。②近部取穴：进针点在距离压痛点下方 3~5cm 处，针尖朝向病灶。行针操作过程同上述颈型颈椎病。1 次 / 日，7 天为 1 个疗程。

【适应证】椎动脉型颈椎病。

【注意事项】一般空腹、过饱、极度疲劳、对浮针恐惧者及晕针者不宜治疗。

【出处】符仲华.《浮针医学纲要》人民卫生出版社.

（五）电针疗法

处方 086

C_3~C_7 夹脊穴，风池和督脉穴（大椎，风府，百会，神庭）。

【操作】患者取俯卧位，穴位常规消毒，采用华佗牌 0.35mm × 40mm 毫针，风池向鼻尖方向针刺 15~25mm，大椎沿棘突方向针刺约 25mm，C_3~C_7 夹脊穴直刺 15~25mm，风府直刺 15~25mm，百会、神庭均沿督脉，针尖向后平刺，得气后接 G6805 电针仪，用连续波，以患者能忍受为度，留针 30 分钟，每次电针两组督脉穴，取针后给予推拿治疗。1 次 / 日，10 天为 1 个疗程。

【适应证】椎动脉型颈椎病。

【注意事项】一般空腹、过饱、极度疲劳、对针刺恐惧者及晕针者不宜治疗。

【出处】梁繁荣，王华.《针灸学》中国中医药出版社.

（六）隔药灸

处方 087

以夹脊穴及阿是穴为主，配合大椎、肩井、风池、肩贞、合谷、足三里等。

【操作】按艾炷隔姜灸法施灸，每次选用 3~6 个穴位，每穴每次灸 3~6 壮，每日 1 次，10 天为 1 个疗程。

【适应证】椎动脉型颈椎病。

【注意事项】一般空腹、过饱、极度疲劳和对灸法恐惧者应慎施灸。对于体弱患者，灸治时艾炷不宜过大，刺激量不可过强，以防晕灸。

【出处】田从豁，臧俊岐.《中国灸法全书》黑龙江科学技术出版社.

综合评按： 以往多认为椎动脉型颈椎病是由颈椎骨性狭窄及寰枢关节改变所致，但孙树椿教授在长期临床观察中发现，颈椎失稳所致者在本病中占有很大比例，X 线摄片以往多注意颈 1、颈 2，但实际上多数患者颈 3、颈 4、颈 5 均有失稳表现。孙教授指出，椎动脉走行于第 6 颈椎以上 6 个横突孔，横突孔同时接受来自脊神经、颈中节发出的交感神经，椎动脉周围结构的病变不仅使椎动脉受累，而且可能刺激周围神经，使椎动脉受累更加严重。颈 3、颈 4、颈 5 附近的肌肉较弱，且该段处于颈屈的弧顶，稳定性较差，此段不稳可以首先刺激或压迫椎动脉内侧的交感神经，反射性引起椎动脉病变，因此可通过缓解颈部肌群的痉挛，松解粘连，促进局部血运恢复，纠正颈椎失稳，从而达到治疗效果。

第十三节 交感神经型颈椎病

交感神经型颈椎病是由于椎间盘退行性变和节段性不稳定等因素，从而对颈椎周围的交感神经末梢造成刺激，产生交感神经功能紊乱。交感神经型颈椎病症状繁多，多数表现为交感神经兴奋症状，少数为交感神经抑制症状。由于椎动脉表面富含交感神经纤维，当交感神经功能紊乱时常常累及椎动脉，导致椎动脉的舒缩功能异常。因此，交感神经型颈椎病在出现全身多个系统症状的同时，还常常伴有椎 – 基底动脉系统供血不足的表现。交感神经型颈椎病属中医学"项痹""骨痹""眩晕""心悸"等范畴，其症状表现多种多样，但究其根本，责之于肾及三焦。《灵枢·五邪》云："邪在肾，则病骨痛阴痹。阴痹者，按之而不得，腹胀，腰痛，大便难，肩背颈项痛，时眩。"

1. 临床诊断

交感神经型颈椎病的诊断标准参照《中医病证诊断疗效标准》。①有慢性劳损或外伤史，或有颈椎先天性畸形、颈椎退行性病变。②多发于长期低头工作者，往往呈慢性发病。③查体颈部可有压痛、颈部活动受限、触及条束状物、颈椎棘突偏歪等。④X 线表现有颈椎生理弧度改变、颈椎不稳及颈椎间隙改变、骨质增生等退行性改变，CT、MRI 检查可见颈椎间盘退变性改变。⑤主要症状有枕颈痛，头痛，头晕，眼睑无力，视物模糊，瞳孔扩大，眼窝胀痛，流泪，心动过速或过缓，心前区痛，血压升高，四肢发凉或手指发红发热，一侧肢体多汗或少汗等，症状可在颈部转动时诱发或加重。凡符合上述症状、体征、影像学表现，并排除内科、眼科、耳鼻喉科等其他疾病者，即可诊断为交感神经型颈椎病。

2. 中医分型

（1）肝阳上亢证：头目胀痛，眩晕耳鸣，口苦，多梦失眠，遇烦劳焦躁易怒，肢麻震颤，舌红苔黄，脉弦或数。

（2）气血亏虚证：眩晕，劳累即发，动则加剧，面色黄白，倦怠懒言，神疲乏力，唇甲不华，心悸少寐，发色不泽，纳少腹胀，脉细弱，舌淡，苔薄白。

（3）肾精不足证：眩晕日久不愈，健忘，腰酸膝软，两目干涩，或耳鸣遗精，五心烦热，脉细数，舌红苔少，或形寒肢冷，面色黄白，苔白舌淡。

（4）痰湿中阻证：头重头晕，或伴胸闷恶心，呕吐痰涎，视物旋转，多寐食少，舌苔白腻，脉濡数。

一、药物外治法

中药物熏洗法

处方 088

羌活 20g，葛根 20g，防风 20g，秦艽 20g，伸筋草 30g，当归 30g，威灵仙 30g。

【用法】将上述诸药用纱布包裹放入锅中，先泡 20 分钟，蒸 30~50 分钟，先熏患处，待温度降至适宜，把纱布药包直接放置于后颈部，每日 2 次，每包药物可用 2 天。

【适应证】痰湿中阻型交感神经型颈椎病，症见头重头晕，恶心，呕吐，视物旋转，舌苔白腻，脉濡数等。

【注意事项】防止药物过热烫伤皮肤。

【出处】《中国中医药现代远程教育》2012，10（11）：22.

二、非药物外治法

（一）针刺疗法

处方 089

颈夹脊穴。

【操作】患者取俯卧位，用 75% 乙醇对进针点皮肤进行消毒，采用 0.35mm×40mm 毫针，直刺 20~30mm，行平补平泻手法，针刺得气后，留针 30 分钟。每天治疗 1 次，6 次为 1 个疗程，1 个疗程结束后改为隔天治疗

1 次，继续治疗 6 次。共治疗 2 个疗程。

【适应证】交感神经型颈椎病。

【注意事项】防止晕针、断针。

【出处】《针灸临床杂志》2019，35（10）：64.

处方 090

液门穴，阴谷穴。

【操作】患者端坐，双手微握拳，膝关节屈曲 100°~110°，双足自然踏地。用 75% 乙醇对进针点皮肤进行消毒，采用 0.35mm×40mm 毫针，平刺液门穴，顺掌骨间隙朝中渚穴方向透刺，进针深度约为 35mm，行大幅度提插捻转，使患者有强烈的得气感，甚者使针感沿腕掌部放射至上肢及颈项部，迅速出针。液门穴出针后采用 0.35mm×40mm 毫针，快速刺入阴谷穴，进针深度约为 30mm，行大幅度提插捻转，得气后迅速出针。每天治疗 1 次，6 次为 1 个疗程，1 个疗程结束后改为隔天治疗 1 次，继续治疗 6 次。共治疗 2 个疗程。

【适应证】交感神经型颈椎病。

【注意事项】防止晕针。

【出处】《针灸临床杂志》2019，35（10）：64.

（二）揿针埋针

处方 091

百会，风池（双侧），三阴交（双侧），内关（双侧），太冲（双侧）。

【操作】用安尔碘棉签消毒穴位部皮肤 3 遍后，采用 0.22mm×（1.3mm~1.5mm）揿针进行埋针，留针 2~3 天后取针，3 天后再次埋针。6 次为 1 个疗程，共治疗 2 个疗程。

【适应证】交感神经型颈椎病。

【注意事项】注意严格消毒。

【出处】《上海针灸杂志》2016，35（7）：861.

（三）刃针配合刮痧疗法

处方 092

头部诸经脉，项背督脉，膀胱经。

【操作】①患者端坐方凳上，术者先用常规手法舒筋理筋，放松颈肩部肌肉。②刮痧治疗：部位为头部诸经脉、项背督脉、膀胱经等，刮至皮肤充血发红，出现紫红色的斑点。③刃针治疗：根据 X 片提示，如正位颈椎棘突偏歪、侧位椎体后缘线改变，结合内脏神经的支配规律，触摸颈椎及相关胸椎椎周软组织的异常改变。刃针切割病变组织，逐层深入。④采用正骨手法定点旋转复位，纠正紊乱的颈椎小关节，一般都可听到清脆的"嘎哒"关节复位声。伴有胸椎旋转移位的，亦可采用中医推拿手法矫正。

【适应证】交感神经型颈椎病。

【注意事项】手法轻柔，勿暴力操作。

【出处】《世界中西医结合杂志》2015，10（7）：965.

（四）埋线疗法

处方 093

经验穴颈穴 1、颈穴 2、颈穴 3（分别位于 C_3、C_4、C_5 棘突下，后正中线旁开 1.3 寸），大椎穴。

【操作】患者取俯伏坐位，暴露后颈部。用记号笔标记埋线穴位，穴位常规消毒，用 2% 利多卡因 1ml（20mg）局部表面麻醉后，用镊子夹取 1 小段消毒好的羊肠线（0 号线，长度为 15mm），放入自制的穿刺式埋线针中，埋线时采用夹持进针法，持针迅速刺入皮下，轻度行针进至筋膜或肌层，得气后便将针芯退出针管，使羊肠线埋植于相应穴位，线头不得外露，每穴拔火罐，留罐 5 分钟，后消毒针孔，埋线局部以 TDP 灯照射 30 分钟，嘱患者 3 天内勿剧烈活动。治疗 2 次为 1 个疗程，2 次治疗间休息 10 天。

【适应证】交感神经型颈椎病。

【注意事项】严格消毒，防止感染。

【出处】《新中医》2014，46（10）：187.

（五）针刀疗法

处方 094

颈椎或上胸椎棘突旁或棘突上压痛点及软组织硬结。

【操作】先在患者颈椎或上胸椎棘突旁或棘突上寻找压痛点及软组织硬结，每次选择 2~4 个压痛点及软组织硬结，用定点笔标记，碘伏消毒，采用 4 号针刀进行切割，进针深达骨面，进行纵行疏通、剥离、切割，松解局部软组织，术毕用颈部仰卧位牵扳法矫正椎体移位或微小关节错位，使其恢复正常解剖位置。

【适应证】交感神经型颈椎病。

【注意事项】注意进针深度。

【出处】《颈腰痛杂志》2012，33（6）：483.

（六）推拿疗法

处方 095

风池，颈夹脊，百会，太阳，内关，合谷。

【操作】患者先取坐位，术者立于其后，用揉法放松患者颈肩、上背部，用时 5~10 分钟。随后用一指禅推、揉、点患者风池穴、颈夹脊穴约 5 分钟。患者改为俯卧位后，分别按压其颈椎、上胸段脊柱以纠正患者颈椎及胸椎侧偏。患者最后取仰卧位，术者用拔伸推法按摩颈椎 5~10 分钟后按压患者百会穴，指揉太阳穴，点压其内关穴、合谷穴并结束推拿。每周 5 次，连续推拿 10 次。

【适应证】交感神经型颈椎病。

【注意事项】手法轻柔，切忌暴力。

【出处】《陕西中医》2012，33（7）：880.

（七）牵引疗法

处方 096

【操作】患者取坐位，利用重力配颌枕带牵引，牵引量应以患者感觉舒适为度，医者可以根据患者的病情、年龄、体质、耐受程度来调整重量，一般维持在 5~15kg 范围内。

【**适应证**】交感神经型颈椎病。

【**注意事项**】每次牵引时间应小于 30 分钟，牵引角度不宜过大，以免对颈椎结构造成损伤。

【**出处**】《中国医药指南》2012，10（31）：590-591.

综合评按：颈部交感神经节发出的节后纤维随颈部神经及血管分布，其分布范围可至头颈、咽部、心脏、眶腔、瞳孔开大肌、上睑平滑肌及内耳等处。颈部神经根、后纵韧带、小关节和椎动脉、硬膜等组织病变可反射性地刺激交感神经而出现一系列临床症状，称为交感神经型颈椎病。其发病率虽然不高（占颈椎病的 5% 以下），但症状繁多，影响广泛，包括患侧的上半部躯干、头部、上肢以及很多的内脏和五官，即颈部交感神经分布的区域均可受累，因而可以出现疼痛、感觉异常以及血液循环、腺体分泌和营养障碍，而且界限模糊，定位不清，所以极为复杂，有时难以确诊。本病应用中医外治法如中药熏蒸、牵引、推拿、针灸、刮痧等治疗以平衡阴阳，运行气血，达到了较好的临床效果。

第十四节　脊髓型颈椎病

脊髓型颈椎病是由于颈椎椎骨间连接结构退变，如椎间盘突出、椎体后缘骨刺、钩椎关节增生、后纵韧带骨化、黄韧带肥厚或钙化，导致脊髓受压或脊髓缺血，继而出现脊髓的功能障碍，因此脊髓型颈椎病是脊髓压迫症之一，可严重致残，占全部颈椎病的 10%~15%。脊髓型颈椎病属于中医的"痹证""痿证"等范畴，系因肝肾不足，督脉虚寒，风寒湿邪乘虚入侵致颈部气血瘀滞，经络闭阻不通而发病，病位在脊髓。

1. 临床诊断

①具有脊髓型颈椎病的临床症状，如一侧或双侧下肢麻木、沉重感，一侧或双侧上肢麻木、疼痛，双手无力，胸部、腹部或双下肢有如皮带样的捆绑感，称为"束带感"，部分患者出现膀胱和直肠功能障碍。②体征有

上肢或躯干部出现节段性分布的浅感觉障碍区，深感觉多正常，肌力下降，双手握力下降。腱反射亢进，可出现 Hoffmann 征阳性、Babinski 征阳性。③影像学显示颈椎退行性改变，颈椎管狭窄，并证实存在与临床表现相符合的颈脊髓压迫。④除外进行性肌萎缩性脊髓侧索硬化症、颈椎结核、脊髓肿瘤、脊髓空洞、脊髓损伤、继发性粘连性蛛网膜炎、末梢神经炎等。

2. 中医分型

可分为心脾两虚、肾阳亏虚及经脉闭阻三大类，症状多为头晕，四肢麻木，疲倦无力，胸脘痞闷，泛恶欲呕，步态不稳，面色少华，舌红少苔，脉弦。

一、药物外治法

药包热敷法

处方 097

蚕沙、威灵仙、羌活、防风各 100g。

【用法】将蚕沙、威灵仙、羌活、防风各 100g 研细末，调匀，加食盐和黄酒适量，炒至糊状，装入两个棉布袋内，置锅内蒸至 40℃ 左右，直敷患处，两袋交替使用，每次 30 分钟左右，早晚各 1 次，每药物袋可使用 3 次，3 次后换新药。10 日为 1 个疗程，疗程间休息 2 天再进行第 2 个疗程。

【适应证】心脾两虚型脊髓型颈椎病，症见头晕，四肢麻木，疲倦无力等。

【注意事项】温度以患者能够承受为度，防止烫伤。

【出处】《浙江中医杂志》2013，48（9）：678.

二、非药物外治法

（一）火龙灸法

处方 098

腰背部。

【操作】充分暴露腰背部并消毒，取出浸泡于中药汤液（组成有羌活、三七、川乌、草乌、马钱子、红花、黄柏、栀子、伸筋草、细辛等）中的治疗纱布 2~3 块，并挤出多余水分，重叠平铺于治疗部位（即督脉、双侧项部及两侧膀胱经范围），治疗纱布四周各铺一条湿润毛巾，再将一条湿润的毛巾覆盖在纱布上，用注射器在治疗部位的毛巾上均匀喷洒 95% 乙醇并点燃，可以看到患者背部呈"火龙型"，约 30 秒患者感到背部灼热后，医者用湿毛巾从侧面扑灭火苗，沿督脉、双侧项部及两侧膀胱经点穴按压，热感减退后再次喷洒酒精、点火，如此反复 5 次，治疗结束后取下毛巾。每周治疗 3 次，连续治疗 1 个月为 1 个疗程，共治疗 3 个疗程。

【适应证】脊髓型颈椎病。

【注意事项】温度适宜，防止烫伤。本疗法有一定危险性，必须由专业医师进行操作。

【出处】《光明中医》2019，34（14）：2207.

（二）头皮针结合腹针疗法

处方 099

头皮针取穴：顶中线，双侧顶旁 1 线和 2 线，顶颞前斜线与后斜线取前 1/5 和中 2/5 处。腹针取穴：引气归元为主，主要有下脘、中脘、关元、气海，并配以双侧石关、商曲，下脘、双侧滑肉门。

【操作】（1）头皮针：使患者处于仰卧位施针，将施针处头发分开，进行常规消毒，使用 0.25mm×40mm 一次性针灸针进行斜刺。进针速度要快，针到帽状腱膜下层的位置，针刺深度为 1~1.5 寸，接下来行针。行针的手法为快速捻转，时间为 30 秒，平补平泻。

（2）腹针：施针处进行常规消毒后使用 0.25mm×40mm 一次性针灸针施针，找准穴位后直刺，针灸针达到一定深度后再缓慢进行提插，以补法为主，得气后留针 30 分钟，留针期间不可进行其他操作。

操作顺序及治疗周期：第一步实施头皮针针刺、行针；第二步再行腹针针刺、行针，留针 30 分钟后，取出腹针，取针时根据进针的顺序缓慢捻转出针；第三步再进行一次头皮针快速捻转的操作，顺序与频率同上，继续留针 30 分钟后可取针结束。每天施针 1 次，14 天为 1 个疗程，1 个疗程结束后休息 2 天可进行下 1 个疗程，共治疗 2 个疗程。

【适应证】脊髓型颈椎病。

【注意事项】防止晕针。

【出处】《光明中医》2019，34（8）：1227.

（三）针刺疗法

处方 100

合谷，足三里，天柱，后溪，大椎，曲池，颈夹脊。

【操作】找准穴位后对患者进行常规针刺，施以平补平泻法，得气后留针 30 分钟。每天施针 1 次，14 天为 1 个疗程，1 个疗程结束后休息 2 天可进行下 1 个疗程，共治疗 2 个疗程。

【适应证】脊髓型颈椎病。

【注意事项】防止晕针、断针。

【出处】《光明中医》2019，34（8）：1227.

（四）温针灸配合推拿疗法

处方 101

颈 3~7 夹脊穴，天柱，百劳，大椎，大杼。上肢功能障碍加肩髃、曲池、手三里、外关、合谷；下肢功能障碍加环跳、伏兔、足三里、阳陵泉、悬钟。

【操作】每次选 10~15 个穴位，颈 3~7 夹脊穴和天柱、百劳、大椎、大杼交替选用，用 30 号 1.5 寸毫针直刺 0.8 寸，平补平泻，捻转得气后，将切好的艾炷点燃套在针柄上，每针施灸 2~3 壮。温针灸治疗后加手法治疗，运用分筋、弹拨、推压、理筋、镇定等手法，松解斜方肌、肩胛提肌、胸锁乳突肌、颈椎棘突两侧软组织，并结合主动或被动颈部功能活动，每次手法治疗 15~20 分钟。每周治疗 5 次，连续治疗 4 周。

【适应证】脊髓型颈椎病。

【注意事项】严防艾火脱落灼伤皮肤，嘱患者不要任意移动肢体。

【出处】《黑龙江中医药》2019，（1）：222.

（五）温针灸

处方 102

百会，风池（双侧），三阴交（双侧），内关（双侧），太冲（双侧）。头晕者加百会、风池穴；上肢症状重者取天宗、肩贞、手三里、曲池、外关、合谷等；下肢症状重者取环跳、风市、阳陵泉、悬钟、三阴交、昆仑等。

【操作】患者取俯卧位，常规消毒。选择颈椎间盘突出、颈椎骨质增生或相应病变节段棘突旁的夹脊穴、大椎穴，选用 6~8 穴，用 30 号 1.5 寸毫针直刺 1 寸，捻转得气后留针。切取 2cm 左右艾条套在针柄上，点燃艾条行温针灸，每次 2 壮，留针 30~40 分钟。每日 1 次，10 次为 1 个疗程，疗程间休息 2 天再进行第 2 个疗程。

【适应证】脊髓型颈椎病。

【注意事项】严防艾火脱落灼伤皮肤，嘱患者不要任意移动肢体。

【出处】《浙江中医杂志》2013，48（9）：678.

（六）针刀疗法

处方 103

后枕部，棘突及关节囊。

【操作】采用针刀整体松解术治疗。患者取俯卧低头位，双上肢平放于身体两侧，常规消毒后用 1% 利多卡因局部浸润麻醉。后枕部松解时，在上项线水平以枕外隆凸为中心分别向两侧旁开 2.5cm、5cm 处定点，针刀与枕骨骨面垂直，刀口线与脊柱纵轴平行，达骨面纵疏横剥 3 刀，调转刀口线铲剥 3 刀。棘突及关节囊松解时，从 C_2~C_7 棘突顶点及棘间分别向两侧旁开 2cm 定点，针刀体向头侧倾斜 45°，刀口线与脊柱纵轴平行，直达骨面，纵疏横剥 3 刀，然后将针刀体向脚侧倾斜，与棘突走行一致，调转刀口线，沿棘突上缘及关节囊提插、切割 3 刀，深度不超过 0.5cm。横突后结节及肩胛骨内上角均双侧松解，首先摸清骨突，以手指压住，刀口线与颈部纵轴一致刺入皮肤，缓慢到达骨面，贴骨面铲剥 3 刀，范围不超过 0.5cm。上述方法，每次选 10~12 个治疗点，每个点只做 1 次针刀松解，每周 1 次，连续治疗 3 次。

【适应证】脊髓型颈椎病。

【注意事项】注意进刀角度及深度，勿损伤重要组织、器官。

【出处】《湖北中医杂志》2014，36（9）：62.

（七）中医整脊推拿手法治疗

处方 104

颈椎、胸椎两侧软组织。

【操作】（1）颈椎牵引：在进行手法治疗之前先进行颈椎牵引 20~30 分钟，牵引重量为 5~8kg，牵引角度为前屈 15°~30°，以患者舒适为准。

（2）软组织松解：手法颈牵引结束后，患者俯卧在治疗床上，运用点按和揉按手法对颈椎及胸椎两侧软组织（如头夹棘肌、颈夹棘肌、脊旁肌、肩胛提肌、斜方肌、菱形肌等）进行松解治疗 8~10 分钟，重点要对痉挛的软组织进行松解。手法轻重视肌肉痉挛程度与患者适应能力而定。然后针对四肢病变情况在肢体运用揉法、㨰法和弹拨手法进行治疗 8~10 分钟。

（3）颈椎整脊：患者取仰卧位，医者一手托住患者后枕部，嘱患者颈部放松，另一手拇指和其余四指分别置于颈椎棘旁两侧，从大椎旁开始用力向上捋至风池穴，两手交替进行 10~15 遍，然后行颈椎仰卧位拔伸旋转斜扳手法进行整复。手法结束后嘱患者原体位休息 3~5 分钟。以上方法每天治疗 1 次，每次约 30 分钟。

【适应证】脊髓型颈椎病。

【注意事项】手法轻柔，力度适当。

【出处】《中国疗养医学》2014，23（6）：515.

综合评按： 脊髓型颈椎病是在 1952 年由 Brain 首次提出的较为严重的颈椎病类型之一。人体脊柱退行性变而形成脊髓型颈椎病，压迫或者刺激颈段脊髓后出现一系列病症。目前医学上还没有研究出根治脊髓型颈椎病的治疗方法，也无治疗效果较好的药物，病情严重者会进行手术治疗。脊髓型颈椎病在中医学上属于"痿证""项强""痹症""头痛"等范畴，主要是由人体脏腑经络功能失调、劳损外伤、风寒外袭等原因引起。对脊髓型颈椎病的治疗必须做到早发现、早确诊、早治疗。用中药外敷、温针灸、火龙灸、头皮针联合腹针、小针刀、中医整脊推拿手法治疗此病仅限于病程较短、症状相对较轻且患者要求保守治疗的情况。对症状较重的患者仍然主张手术治疗。临床观察表明，中医外治方法治疗脊髓型颈椎病操作简便，疗效明显，患者易于接受，适宜推广。

第十五节　混合型颈椎病

混合型颈椎病是指颈椎间盘及椎间关节退行性变及其继发改变，压迫或刺激了相邻的脊髓、神经根、椎动脉、交感神经等两种或两种以上相关结构，引起了一系列相应的临床症状。混合型颈椎病属中医"项痹"范畴，发病机制为机体肝肾亏虚、正气偏衰，引起病邪（风、湿、寒等）入侵筋脉、关节，气血不畅导致麻木、疼痛等。

临床诊断

颈椎病主要是由于颈椎间盘变性，纤维环破裂、萎缩和小关节紊乱、骨质增生等刺激和压迫周围神经血管等组织而引起相应的一系列临床症状，临床上共分成六型，即颈型、神经根型、椎动脉型、交感型、脊髓型和混合型，其中临床上以混合型最多见。混合型颈椎病临床症状主要为头痛、头晕、恶心、呕吐和颈肩痛、手臂麻木、踩棉花感等。

一、药物外治法

（一）中药熏法

处方 105

川乌 24g，草乌 24g，防风 60g，杜仲 30g，川牛膝 60g，千年健 90g，伸筋草 20g，血竭 15g。

【用法】将药放入熏蒸治疗仪的熏蒸罐中，浸泡加热 30 分钟，熏蒸颈部，每日 1 次，10 次为 1 个疗程。

【适应证】肝肾亏虚型混合型颈椎病，症见眩晕头痛、耳鸣耳聋、肢体麻木等。

【注意事项】温度、时间适宜，以防患者出汗过多。

【出处】《安徽中医临床杂志》2002，14（4）：186.

（二）穴位贴敷法

处方 106

姜黄、当归尾、独活、刘寄奴、黑老虎、桂枝、川草乌各 30g。取穴：风池、风府、大椎、肩井、曲泽、尺泽、合谷、足三里、阿是穴等。

【用法】姜黄、归尾、独活、刘寄奴、黑老虎、桂枝、川草乌为主的配方混合适量姜汁等制成药饼，根据中医辨证及经络腧穴理论选穴外敷，每天 1 次，每次 6~8 小时。10 天为 1 个疗程。

【适应证】气滞血瘀型混合型颈椎病，症见肢体刺痛伴麻木，舌质暗等。

【注意事项】注意贴敷时间勿过长，防止皮肤受损。

【出处】《中国处方药》2018，16（7）：121.

（三）中药离子导入法

处方 107

三七 30g，冰片 10g，血竭 10g，乌梢蛇 30g，地龙 30g，细辛 20g，白芷 30g，白蒺藜 30g，杜仲 30g，川芎 30g，牛膝 30g，穿山甲（以他药代替）20g，茜草 30g，苏木 30g，干姜 20g，赤芍 30g，羌活 30g，独活 30g，乳香 30g，当归 30g，威灵仙 30g，透骨草 30g。

【用法】处方药物共计 1500g，粉碎至颗粒状，加入 95% 乙醇 4000ml 中浸泡 1 周以上，然后用纱布过滤，装瓶备用（消痛酊）。取 10ml 消痛酊放入 5cm×5cm 纱布中备用，用治疗仪两极板压住浸有消痛酊的纱布，于压痛点或穴位处行透入治疗，每次 20~30 分钟，阳极取穴有大椎、夹脊、肩井穴，阴极取外关或曲池穴。通过直流电或脉冲电分解为阴、阳两离子透入机体内。

【适应证】气滞血瘀型混合型颈椎病，症见肢体刺痛伴麻木、舌质暗等。

【注意事项】电流大小适宜，防止烫伤及电流短路。

【出处】《山东中医杂志》1998，17（10）：445.

二、非药物外治法

（一）针刺疗法

处方 108

颈夹脊，臂臑，外关，肩贞，中渚，曲池。

【操作】于颈夹脊、臂臑、外关、肩贞、中渚、曲池取穴，常规消毒，采用平补平泻法进行针刺，得气后留针 30 分钟，每天 1 次，10 次为 1 个疗程。

【适应证】混合型颈椎病。

【注意事项】防止晕针、断针。

【出处】《当代医学》2019，25（30）：151.

处方 109

风池，天柱，完骨，颈夹脊，殷门，委中，承山，昆仑，颈痛穴。

【操作】嘱患者俯卧，取风池、天柱、完骨、颈夹脊、殷门、委中、承山、昆仑，垂直皮肤进针，深度为 1 寸，施以提插捻转手法，以局部胀满为度。双手握拳，取颈痛穴，平刺进针，进针深度为 1.2 寸，施以提插手法，以局部有胀感为度。留针时间为 30 分钟，每天 1 次。

【适应证】混合型颈椎病。

【注意事项】防止晕针、断针。

【出处】《吉林中医药》2013，33（7）：740.

（二）苍龟探穴针刺法联合旋提手法

处方 110

天宗，颈夹脊，臂臑，外关，肩贞，中渚，曲池。

【操作】①苍龟探穴针刺法：于天宗、颈夹脊、臂臑、外关、肩贞、中渚、曲池取穴，常规消毒，施以针刺（0.30mm×40mm 毫针）。直刺天宗穴时，得气后，毫针退至浅层皮下，斜刺进针（先左后右、从上至下），并更换方向。从浅至深缓缓进针，发现新的针感时，将毫针退至浅层皮下，重复行针，尽可能将针感传至肩、背、颈等处，各方向行针后按压出针。每天 1 次，10 次为 1 个疗程。②旋提手法：患者取坐位，放松颈项部肌肉，以按、捻、揉等方法舒筋通络，放松颈部痉挛、僵硬的肌肉 10 分钟，随后行旋提复位手法。嘱患者头部水平旋转至最大角度（达到有固定感），以肘部托住患者下颌，缓慢牵引拔伸 3~5 秒；嘱患者放松肌肉，肘部用短力快速向上牵引，听到弹响（一声或多声）提示操作成功。以手法再次对颈肩部肌肉进行放松。每次 15~20 分钟，每天 1 次，10 次为 1 个疗程。

【适应证】混合型颈椎病。

【注意事项】防止晕针、断针。

【出处】《当代医学》2019，25（30）：151.

（三）刺血疗法

处方 111

上肢手少阴心经循行路线迂曲最明显的脉络。

【操作】取上肢手少阴心经循行路线迂曲最明显的脉络，两侧交替放血。在脉络远端取一最适合进针点，用碘伏常规消毒。操作者戴一次性手术手套，取 7 号一次性使用无菌注射针，以 15°~30° 角刺入脉络，用输液贴固定住穿刺点，用腕盘接从注射针滴出的血液。待血液自凝后迅速拔出无菌注射针。隔日治疗 1 次，1 周为 1 个疗程，连续治疗 2 个疗程。

【适应证】混合型颈椎病。

【注意事项】严格消毒，防止感染。

【出处】《内蒙古中医药》2013，（4）：59.

（四）推拿疗法

处方 112

颈项肩背部，风池，发际，正营。

【操作】①患者取坐位，术者站于患者背后，用轻度揉捏手法在颈项肩背部操作，使肌肉放松，再用拇指指腹沿胸锁乳突肌的桥弓穴由上而下抹揉数次。②点按风池，揉搓发际，端提正营。一手扶患者前额，一手拇指按风池穴，由轻到重，待有酸胀感再由重而复轻，反复数次。点按毕，双手屈指，对称张开，从头维发际到风池，施以轻揉抓搓手法，反复数次，接着用双掌抱住头两侧，并斜向上用力端提正营穴。③捏颈。一手扶住患者下颌，另一手提捏患者后枕部，可提捏 5~10 次。

【适应证】混合型颈椎病。

【注意事项】手法轻柔，力度适当。

【出处】《中国民间疗法》2013，21（7）：28.

（五）运动疗法

🥣 处方 113

颈肩部。

【操作】①颈部绕环：取站位或坐位，双手叉腰，头轮流向左右旋转，动作要缓慢，幅度要大，每当旋转到最大限度时停顿 5 秒，左右旋转 10 次。②大鹏展翅：身体直立，双脚开立与肩同宽，两臂侧上举，上体前倾至最大角度，保持 5 秒，还原，反复 10 次。③望空探月：身体直立，双脚并拢，双手放于身后互握住，双肩向后展开，手臂伸直，尽量上抬，头部后仰，停顿 5 秒，反复练习 10 次（背部肌肉有明显的挤压感）。④童子拜佛：身体直立，双脚开立与肩同宽，两臂经体侧至头上，双手合十，停顿 10 秒，然后双手分开，握拳曲臂下压至体侧，反复做 20 次。

【适应证】混合型颈椎病。

【注意事项】循序渐进，勿强行操作。

【出处】《中国民间疗法》2013，21（7）：28.

（六）牵引疗法

🥣 处方 114

【操作】患者取仰卧位，采用枕颌牵引带托住其后枕及下颌，受压不适者枕颌部可加海绵衬垫，弓顶系绳接牵引重量。治疗采用间歇牵引法，初始重量为体质量的 8%~10%，以后根据患者耐受酌情调整牵引重量，以舒适无痛为宜，每次治疗 15~20 分钟，每日 3~5 次，疗程为 2 周。

【适应证】混合型颈椎病。

【注意事项】治疗期间嘱患者注意颈部休息与保护，颈部旋转宜轻柔、缓慢，幅度适当控制，禁颈椎后仰，避免增加运动刺激、加重病情。

【出处】《中医临床研究》2019，11（14）：111.

（七）颌枕带牵引＋蜡疗＋中频理疗法

处方 115

颈肩部。

【操作】①颌枕带牵引：患者取仰卧位，采用枕颌牵引带托住后枕及下颌，受压不适者枕颌部可加海绵衬垫，弓顶系绳接牵引重量。治疗采用间歇牵引法，初始重量为体质量的 8%~10%，以后根据患者耐受酌情调整牵引重量，每次治疗 15~20 分钟，每日 3~5 次，疗程为 2 周。②蜡疗：使用褐色蜂蜡，规格为 500g 每盒，取蜂蜡 1 盒放入微波炉中加热 2~3 分钟使融化，取出冷却至外层凝固、内部半液体状态（约 45℃）时，均匀涂抹于颈肩部，塑料布包裹，加盖毛巾保温。待患者感觉无蜡温（约 30 分钟）后，取下蜡饼，用毛巾擦干汗液，继续保温，防止受风着凉。蜡疗每日 1 次，疗程为 2 周。③中频理疗：采用电脑中频经络通治疗仪，将电极板置于患者颈部两侧治疗位置并固定，按处方键选择相应治疗模式，按时间键选择相应治疗时间（一般为 30 分钟），治疗完毕后取下电极，关闭电源。中频治疗每日早晚各 1 次，疗程为 2 周。

【适应证】混合型颈椎病。

【注意事项】电极片注意保持一定距离，避免短路。治疗期间根据患者病情适当调节脉冲强度，以耐受为宜。

【出处】《中医临床研究》2019，11（14）：111.

综合评按：颈椎病主要表现为颈肩痛、头晕头痛、上肢麻木、肌肉萎缩、心慌、气短、恶心，严重者双下肢痉挛，行走困难，甚至四肢麻痹，大小便障碍，出现瘫痪。颈椎病患者须定时改变头颈部体位，注意休息，劳逸结合。抬起头并向四周各方向适当地轻轻活动颈部，不要总是让颈椎处于弯曲状态。已经有颈椎病症状的患者，应当减少工作量，适当休息。症状较重、发作频繁者，应当停止工作，绝对休息。同时要加强体育锻炼，特别是颈、肩、背部肌肉的锻炼，正确的锻炼可以强化肌肉力量，强化正常的颈椎生理曲度，增加颈椎生物力学结构的稳定性，同时促进血液、淋巴液的循环，有利于颈椎病的恢复。中医外治方法包括中药、牵引、手法、针刺、理疗等多种，效果比较理想。手法推拿是中医治疗颈椎病的主要方法，也是颈椎病较为有效的治疗措施。它的治疗作用是能缓解颈肩肌群的紧张及痉挛，恢复颈椎活动，松解神经根及软组织粘连而缓解症状。牵引可以有效拉伸和放松紧张的肌肉，加速血液循环，增强颈椎适应度，充分拉伸脊柱，恢复脊椎生理曲度，打开椎间距，解除对血管、神经根的压迫，促进血液循环，改善椎动脉及大脑、心脏供血情况，有利于局部瘀血肿胀及增生消退，使颈椎病症状迅速消失。中医外治法治疗混合型颈椎病患者易于接受，效果显著。

第十六节　腰椎间盘突出症

腰椎间盘突出症是较为常见的疾患之一，主要是因为腰椎间盘各部分（髓核、纤维环及软骨板），尤其是髓核有不同程度的退行性改变后，在外力因素的作用下，椎间盘的纤维环破裂，髓核组织从破裂之处突出（或脱出）于后方或椎管内，导致相邻脊神经根遭受刺激或压迫，从而产生腰部疼痛，一侧下肢或双下肢麻木、疼痛等一系列临床症状。本病属于中医"腰痛"范畴，腰痛一证，古代文献早有论述，《素问·脉要精微论篇》指出："腰者，肾之府，转摇不能，肾将惫矣。"

1. 临床诊断

①下肢放射性疼痛，疼痛位置与相应受累神经支配区域相符。②下肢感觉异常，相应受累神经支配区域皮肤浅感觉减弱。③直腿抬高试验、直腿抬高加强试验、健侧直腿抬高试验或股神经牵拉试验阳性。④腱反射较健侧减弱。⑤肌力下降。⑥腰椎 MRI 或 CT 显示椎间盘突出，压迫神经与症状、体征受累神经相符。前 5 项标准中，符合其中 3 项，结合第 6 项，即可诊断为腰椎间盘突出症。(《中国疼痛医学杂志》2020，26（1）：2-6）

2. 中医分型

（1）气滞血瘀证：腰腿痛如刺，痛有定处，日轻夜重，腰部板硬，俯仰旋转受限，痛处拒按。舌质暗，或有瘀斑，舌苔薄，脉弦紧或涩。

（2）风寒湿困证：腰腿冷痛、重着，转侧不利，静卧痛不减，受寒及阴雨天加重，肢体发凉。舌淡，舌苔白或腻，脉沉紧或濡缓。

（3）肝肾亏虚证：腰酸痛，腿膝乏力，劳累更甚，卧则痛减。偏阳虚者面色㿠白，手足不温，少气懒言，腰腿发凉，或有阳痿、早泄，妇女带下清稀。（《中国中医药报》，2011）

一、药物外治法

（一）中药熏蒸法

🥣 处方 116

苦参 15g，川椒 10g，当归 6g，荆芥 3g，川芎 3g，苍术 10g，防风 3g，甘草 3g。

【用法】用 HB-4000 型熏蒸机熏蒸，将药物装入仪器中，加水至 3.5L，控制药温为 43~46℃。患者俯卧，熏蒸口放置在疼痛位置正上方 25cm 左右处，患者主诉不过烫则可。按照其舒适程度，适当调整药液温度和熏蒸口角度，30~40 分钟/次，1 次/天，患者若出现皮肤烧灼感、刺痛感则及时停止。持续治疗 4 周。

【适应证】风寒湿困型腰椎间盘突出症。

【注意事项】对上述药物过敏者，其他骨性病变者，意识模糊、无法配合治疗者，腰背部皮肤存在破溃者，合并造血系统、心血管系统疾病者，妊娠、哺乳期患者，合并骨结核、骨肿瘤、骨质疏松等疾病者均禁用。

【出处】《实用中西医结合临床》2019，19（11）：79-81.

🥣 处方 117

乌药 10g，干姜 20g，川椒 15g，独活 20g，鸡血藤 15g，川芎 15g，海风藤 10g，伸筋草 15g，徐长卿 30g，威灵仙 30g。伴下肢麻木者，加细辛 9g、牛膝 10g、苍术 15g；伴腰膝酸者，加杜仲 10g、肉苁蓉 10g。

【用法】将上药用小火煎煮，煮沸后，待温度降低至 35~37℃时，用药液熏蒸腰部及患肢，30 分钟 / 次，2 次 / 天，7 天为 1 个疗程，满 1 个疗程后停用 2 天，然后进行下 1 个疗程，共治疗 4 个疗程。

【适应证】气滞血瘀型、风寒湿困型腰椎间盘突出症。

【注意事项】既往有腰部手术史者，腰椎管狭窄、腰椎骨折、腰椎结核、肿瘤等原因引起的腰腿痛患者，手术指征明确的患者，孕妇或哺乳期患者，施术部位皮肤有破损等病变者，合并精神疾病或其他系统严重疾病者禁用。

【出处】《中国中医药科技》2019，26（6）：966–967.

（二）中药离子导入法

处方 118

制川乌 10g，制草乌 10g，羌活 20g，独活 20g，红花 15g，牛膝 15g，伸筋草 20g。

【用法】以 50% 乙醇浸泡上药 24 小时后去渣液备用。取与中药离子导入仪电极板大小相等的纱布蘸取适量药酒接阳极与阴极置于患处，阴阳两极放置不跨身体中线。通电量为 5~15mA，每次治疗 20~30 分钟，每日 1 次，10 次为 1 个疗程。

【适应证】气滞血瘀型、风寒湿困型腰椎间盘突出症。

【注意事项】注意观察患者反应，及时调节电流量以免发生灼伤；对高敏体质、高热、妊娠、严重心功能不全或戴有心脏起搏器者禁用。

【出处】开封市中医院康复·颈肩腰腿痛科经验方。

二、非药物外治法

（一）针刺运动疗法

处方 119

后溪穴。

【操作】患者取坐位或站位，双手自然半握拳，取双侧后溪穴，常规消毒后使用 0.3mm×50mm（1.5 寸）毫针平刺，刺入 40mm 左右，施以提插捻转法，直至患者有明显的酸麻沉胀感后留针，留针 10~15 分钟。留针期间嘱患者挺直腰，抬头阔步行走，同时双上肢屈曲 90° 左右，自然放置于腰部两侧，随着步行前后交叉摆动。针刺结束后拔出毫针，用消毒干棉签按压针孔片刻，以防出血。每日 1 次，10 次为 1 个疗程。

【适应证】各型腰椎间盘突出症。

【注意事项】对精神紧张或过度劳累、饥饿的患者不宜立即针刺，须待其恢复后再治疗。

【出处】《中国中医骨伤科杂志》2019，27（12）：76–78.

（二）温针灸

处方 120

夹脊、委中、秩边、环中、环跳、承扶、殷门、承山、昆仑等穴。

【操作】①根据临床表现和 CT 或 MRI 结果，选择突出的椎间盘节段以及上下两个节段，取夹脊穴和委中穴，再沿坐骨神经走行取秩边、环中、环跳、承扶、殷门、承山、昆仑等穴位。②针刺：依穴位选择直径 0.3mm、长 40~75mm 华佗牌毫针，脊柱两侧予侧开 2.5cm 向外 10° 进针，沿着椎板的侧缘缓慢地突破横突间韧带至椎间孔处留针，坐骨神经走行沿线穴位得气后留针。所有针刺均不提插和捻转。③温针灸：针刺得气后立即用 3cm 长的艾条施灸，注意观察患者局部皮肤变化，以防灼伤。每天 1 次，1 周 7 次，10 次为 1 个疗程，共治疗 2 个疗程，前 1 个疗程与后 1 个疗程间隔 3 天。

【适应证】各型腰椎间盘突出症。

【注意事项】患有腰椎肿瘤及结核者、严重骨质疏松者、心肝肺肾严重病症者、妊娠期或哺乳期女性均禁用。

【出处】《当代医学》2019，25（34）：99–100.

处方 121

夹脊，肾俞，腰阳关，承山，委中，昆仑，阿是穴。

【操作】常规消毒，用 3 寸毫针直刺，刺入 2 寸左右，施以提插捻转手法，留针半小时。在腰部穴位可以给予艾灸，每次 2~3 壮，每天 1 次，共治疗 10 天。

【适应证】各型腰椎间盘突出症。

【注意事项】怀孕 3 个月者，夹脊、肾俞、腰阳关等腰骶部穴位禁刺。

【出处】《全科口腔医学电子杂志》2019，6（34）：101.

（三）拔罐疗法

处方 122

腰部阿是穴，环跳，承扶，委中。

【操作】在患者腰椎两侧行闪火法拔罐治疗，选取环跳、承扶、委中穴拔罐，留罐 10 分钟左右。隔日 1 次，5 次为 1 个疗程，共治疗 2 个疗程。

【适应证】气滞血瘀型、风寒湿困型腰椎间盘突出症。

【注意事项】留罐时间不宜过长。

【出处】《当代医学》2019，25（34）：99–100.

（五）松筋整脊法

处方 123

【操作】①放松手法：患者俯卧于治疗床上，医者以单手掌根或双手掌根交叠，沿着膀胱经第 1、第 2 侧线腰骶部段，从上往下反复按揉 10 余遍，力度以使患者身体轻度来回晃动为宜。②松解手法：以单手拇指或双手拇指叠加，在腰椎两旁的竖脊肌、腰骶角、髂后上棘筋膜处以及紧张的梨状肌附近的条索、筋结和患肢的委中穴处做点按弹拨手法。③理筋手法：包括两部分，首先医者双手拇指从患者两侧腰骶角处，沿着髂后上棘向外分推，重复 10 余遍。其次是在患肢正后方或外侧施以掌根推法 5~6 遍，以发热为度。④叩腰法：在行腰椎斜扳法前后均以右手握空掌叩击腰部 3~5 次。⑤腰椎斜扳法：嘱患者颈部垫软枕，先患侧朝上侧卧位，健侧上肢屈曲放于枕头旁边，患侧上肢自然屈曲放于同侧腰部，健侧下肢在下伸直，患肢在上屈曲。医者站在患者腹部前方，一侧上肢前臂尺侧近端紧贴患侧髂骨上缘下方，另一手放于患侧肩关节前，两手缓慢相对用力，逐渐加大患者腰椎旋转角度，嘱患者放松、张口呼吸，旋转至最大角度时，医者以放于患者臀部的前臂为着力点瞬间发力，增大腰椎旋转角度，听到关节弹响声即表示复位成功。先扳患侧，后扳健侧，左右各 1 次。每周治疗 2 次，连续治疗 3 周。

【适应证】各型腰椎间盘突出症。

【注意事项】患有肿瘤转移、结核、骨折、严重骨质疏松、精神疾患、严重肝肾疾病、血液病、心脑血管疾病以及极度衰弱者、妊娠期妇女、腰部有较大面积皮肤破损者禁用。

【出处】《中国中医骨伤科杂志》2019，27（12）：76-78.

（六）中频脉冲电疗法

处方 124

腰部阿是穴。

【操作】用中频治疗仪理疗，患者取俯卧位，将电极板置于腰部病变部，最后对电极板强度进行调节，每次治疗 20 分钟，每天 1~2 次，共治疗 10 天。

【适应证】各型腰椎间盘突出症。

【注意事项】治疗部位皮肤破损者禁用。

【出处】《全科口腔医学电子杂志》2019，6（34）：101.

（七）冲击波疗法

处方 125

腰部阿是穴。

【操作】患者取俯卧位，以痛感反馈定位法定位压痛点，以压痛点为中心施以发散式冲击波治疗，能流密度为 $0.26mJ/m^2$，每个痛点冲击波次数为 2000 次，冲击波频率为 5Hz。1 次 / 周，连续治疗 4 周。

【适应证】各型腰椎间盘突出症。

【注意事项】治疗部位皮肤破损者禁用。

【出处】《临床医学》2019，34：103.

（八）针刀疗法

处方 126

【操作】患者取俯卧位，用龙胆紫做好定点标记，常规洗手、消毒、戴手套、铺洞巾。采取针刀整体松解术。①松解棘上韧带、棘间韧带治疗点，棘突顶点处进针刀，刀口线与脊柱纵轴平行，至棘突骨面，纵疏横剥 3 刀，刀口线调转 90°，向棘间（沿棘突上缘）插提切割 3 刀。②L_3~S_1 关节突关节囊，棘间旁开 2cm 左右处进针刀，刀口线与脊柱纵轴平行，感觉刀下有韧性表明至关节突关节囊，并提插切割 3 刀。③L_3~L_5 横突尖部，棘突上缘旁开 4cm 左右处进针刀，刀口线与脊柱纵轴平行，至横突骨面，刀体向外移动，有落空感后表明至横突尖部，以提插刀法切割 3 刀，调转刀口线 90°，沿横突上下缘予以提插切割。④竖脊肌起点，骶正中嵴与两侧水平旁开 2cm 左右处进针刀，刀口线与脊柱纵轴平行，至骨面，纵疏横剥 3 刀。⑤髂嵴中后部压痛点处进针刀，使刀口线和人体纵轴一致，针刀体和皮肤呈 90° 夹角，至髂嵴边缘，刀口线调转 90°，并提插切割 3 刀。施术过程中如有出血，及时用干无菌棉签按压止血。术后用创可贴贴敷进针处。治疗后卧床 30 分钟。10 天治疗 1 次，3 次为 1 个疗程。

【适应证】各型腰椎间盘突出症。

【注意事项】进针刀时不宜过快、过猛、过深，应熟练掌握局部解剖知识，根据患者局部肌肉丰厚程度合理掌握进针深浅，以免损伤神经及大血管。治疗时患者有胀、麻、痛感是正常反应，有时可一过性放射到下肢，如胀、麻、痛感持续，应及时停止此处的治疗。

【出处】《解放军预防医学杂志》2019，37（11）：130-131.

（九）艾灸疗法

处方 127

肾俞，大肠俞，腰阳关，阿是穴。

【操作】每穴使用艾条进行回旋灸或雀啄灸 5 分钟。或用温灸盒施灸，先将灸盒无底的一面罩需灸部位，然后点燃 1 寸长的艾条（根数依所灸部位确定），对着罩在盒下的经络和穴位，横放于盒中网上，最后盖上盒盖，每日 1 次，每次 10~20 分钟，治愈停用。

【适应证】各型腰椎间盘突出症。

【注意事项】盒内的温度太高则将盒盖稍移，留一小间隙以降温。灸时体位要保持平稳，避免艾条滚动烧着衣物和皮肤。

【出处】贾一江，庞国明，府强，等.《当代中药外治临床大全》中国中医药出版社.

综合评按： 腰椎间盘突出症的中医外治法对提高临床疗效、减轻患者痛苦、降低医疗费用有很大帮助。虽然中药、针刺、艾灸等中医药治疗措施仍占较大比例，但各种治疗方法的联合应用已逐渐成为一种趋势。与现代科技结合，引入冲击波、中频脉冲电等治疗，极大地提高了中医外治法的疗效。针刀疗法的创立，给腰椎间盘突出症微创手术开了先河，解决了许多较棘手的问题。中医保守治疗以其针对性强、操作较安全、简单、价格低廉等特点而为广大患者所接受。然而，中医保守疗法并非尽善尽美，对于典型马尾综合征的中央型脱出、破裂型腰椎间盘突出症和突出的椎间盘钙化和后纵韧带骨化及合并严重的椎管狭窄者，保守疗法效果较差，仍要考虑手术治疗。

第十七节　腰椎椎管狭窄症

腰椎椎管狭窄症是指因组成椎管的骨性或纤维性组织异常，引起椎管内的有效容量减小，以至位于管道中的神经组织受压或刺激而产生功能障碍及一系列症状。其发病原因有先天性的腰椎管狭窄，也有由于脊柱发生退变性疾病引起的，还有由于外伤引起脊柱骨折，或脱位或腰部手术后引起椎管狭窄。其中最为多见的是退变性腰椎椎管狭窄症。退变性腰椎椎管狭窄是由于随着年龄的增加，椎间盘发生退行性变，造成韧带增生肥厚及椎体与小关节增生肥大，使得一个或多个平面的椎管有效容积变小，导致马尾与神经根受到压迫，从而引起腰腿痛等症状。中医学认为腰椎椎管狭窄症属于"痹证"范畴，其病机为肝肾精气虚，肾虚为其本也，筋骨失养，风寒湿三气杂合至，风寒湿热瘀滞，留连筋骨间，导致气滞血瘀久，而为痹也。

1. 临床诊断

参照《中医病证诊断疗效标准》。①有慢性腰痛史，部分患者有外伤史。②多发生于 40 岁以上的体力劳动者。③长期反复的腰腿痛和间歇性跛行，腰痛在前屈时减轻，在后伸时加重，腿痛多为双侧，可交替出现，站立和行走时出现腰腿痛或麻木无力，疼痛和跛行逐渐加重，休息后好转，严重者可引起尿频或排尿困难。④下肢肌肉萎缩，腱反射减弱，腰过伸试验阳性。⑤腰椎 X 线摄片检查有助于诊断，脊髓造影、CT 和核磁共振检查有重要的诊断意义。

2. 中医分型

分肾气亏虚证、风寒痹阻证和气虚血瘀证，前两者发生率较高，是主要的腰椎椎管狭窄症中医症候分型。

（1）肾气亏虚证：此型为腰椎椎管狭窄症的根本，该类患者舌淡苔薄白，脉沉细，除腰椎椎管狭窄症典型症状外，还伴有腿膝无力，肌肉瘦消，形羸气短，遇劳更甚，卧则减轻。

（2）风寒痹阻证：该型患者舌淡苔白滑，脉沉紧，除腰椎椎管狭窄症典型症状外，患者腰部酸胀尤甚，病情极易反复，拘急不舒，典型表现为喜热畏冷，遇冷加重，热则缓解。

（3）气虚血瘀证：该型患者舌质瘀紫，苔薄，脉弦紧，除腰椎椎管狭窄症典型症状外，患者面暗无光，精神憔悴，疲乏无力，下肢麻木感尤甚，不耐久坐，疼痛缠绵。（《医学信息》2019，32（17）：53-56）

一、药物外治法

熨敷疗法

处方 128

丹参 30g，苏木 10g，透骨草 15g，桂枝 15g，路路通 10g，伸筋草 8g，延胡索 15g，地龙 30g，羌活 15g，防风 10g。

【用法】将上述药物研磨成细粉，用水浸泡细粉 0.5 小时，装入大小适中的布袋中，扎紧口袋，放入微波炉加热 15~20 分钟，取出后用其熨烫患者的腰骶部，每次烫熨 40~60 分钟。15 天为 1 个疗程。

【适应证】风寒痹阻型、气虚血瘀型腰椎椎管狭窄症。

【注意事项】注意温度适中，防止烫伤。准备 2~3 个布袋，以便患者感觉不热时及时更换。

【出处】《河南中医》2014，34（8）：1532.

二、非药物外治法

（一）针刺疗法

处方 129

主穴：双侧肾俞、关元俞、膀胱俞、八髎、秩边、环跳、承扶、委中等。配穴：腰阳关、阳陵泉、昆仑、太溪、悬钟、三阴交等穴。

【操作】患者取侧卧位或俯卧位，常规消毒后用 1.5~2 寸毫针进针，根据辨证行提插捻转补泻手法，以产生酸、胀、麻、重着之感或针感向下肢传导为佳。留针 25~30 分钟，1 次 / 天，10 天为 1 个疗程。

【适应证】各型腰椎椎管狭窄症。

【注意事项】体质虚弱的患者，刺激不宜过强，并尽量采用卧位。

【出处】《世界最新医学信息文摘》2019，19（48）：334.

（二）电针疗法

处方 130

主穴：取腰椎椎管狭窄部位节段及上下节段的腰夹脊穴、委中。配穴：根据下肢症状循经取太阳经秩边、承扶、殷门、承山。

【操作】患者取俯卧位，常规消毒后用毫针进针，以产生酸、胀、麻、重着之感或针感向下肢传导为佳。应用电针治疗仪，设置密波，刺激量为中等，电针治疗 20 分钟，1 次 / 天，14 天为 1 个疗程，治疗 1 个疗程。

【适应证】各型腰椎椎管狭窄症。

【注意事项】老年患者治疗时应适当减少电针治疗仪的电流量，以免灼伤。

【出处】《陕西中医学院学报》2013，36（6）：90.

（三）推拿疗法

处方 131

腰部阿是穴、肾俞、阳关、志室、大肠俞、环跳等。

【操作】患者取俯卧位，医者在腰部两侧用掌背法放松其腰部肌肉，用同法从患侧腰臀部向下经大腿后侧至小腿后侧及外侧施以操作 3~5 遍，然后用拇指按揉背部两侧膀胱经。再用拇指点压、弹拨等稍重刺激手法依次按压肾俞、阳关、志室、大肠俞、环跳穴，最后直擦腰部两侧膀胱经，横擦腰骶部，以透热为度。每天 1 次，每次约 20 分钟，10 天为 1 个疗程。

【适应证】各型腰椎椎管狭窄症。

【注意事项】治疗期间注意休息。

【出处】《中国民族民间医药》2013，（15）：53.

（四）红外线疗法

处方 132

腰部阿是穴。

【操作】将患者腰痛点或痛处中心充分暴露，对准红外线治疗仪进行治疗，两者相距 30~40cm，温度控制在 35~45℃，以患者能耐受为佳，30 分钟 / 次，1 次 / 天，10 天为 1 个疗程。

【适应证】各型腰椎椎管狭窄症。

【注意事项】注意避免温度过高引起烫伤。

【出处】《世界最新医学信息文摘》2019，19（48）：334.

（五）牵引疗法

处方 133

腰椎。

【操作】嘱患者取仰卧屈曲位，给予牵引，牵引重量一般从体重 30% 开始，持续 3 分钟，间歇时重量减至 1/2，持续 1 分钟，反复进行，每次牵引 30 分钟，每日牵引 1 次，牵引重量根据患者感受进行调节，治疗时间平均为 35 天。

【适应证】各型腰椎椎管狭窄症。

【注意事项】腰椎骨折、严重心脏疾病、严重骨质疏松和腰椎肿瘤患者，禁用牵引治疗。

【出处】《中医药临床杂志》2010，22（2）：174.

（六）艾灸疗法

处方 134

阿是穴，腰夹脊穴，八髎穴。伴下肢症状者加足三里、秩边、阳陵泉、昆仑。

【操作】每次选用 3~5 个穴位，每穴灸治 15 分钟，每日 1 次，10 次为 1 个疗程，疗程之间间隔 5 天。

【适应证】各型腰椎椎管狭窄症。

【注意事项】施灸时要注意观察温度的变化，以免烫伤。

【出处】贾一江，庞国明，府强，等.《当代中药外治临床大全》中国中医药出版社.

处方 135

双侧肾俞、涌泉穴。

【操作】取两根艾条，点燃，放在艾盒上，将艾盒准确放置在各穴位上，艾条距皮肤 2~3cm 施灸，以皮肤出现红晕、患者能耐受为度，时间约 30 分钟，1 次 / 天。

【适应证】各型腰椎椎管狭窄症。

【注意事项】治疗部位皮肤破损者禁用。

【出处】《世界最新医学信息文摘》2019，19（48）：334.

综合评按： 腰椎椎管狭窄症的临床治疗主要分为保守治疗和手术治疗两种。因该病为慢性进展性疾病，临床上多数患者首先选择保守治疗。在多种保守治疗方法中，包括口服非甾体类抗炎药、卧床制动、推拿、牵引、中药内服外敷、针灸等，中医外治法以其疗效佳、副作用少、操作简便等显示出独特的优势。如遇到疼痛剧烈，影响日常生活，行走或站立时间不断缩短，有明显的神经根传导功能障碍，尤其是有某些肌肉无力或萎缩的症状，则需要手术治疗。

第十八节　肩周炎

肩周炎是一种因肩关节周围的肌腱、韧带、腱鞘、滑囊等软组织的退行性变和急、慢性损伤，加之感受风寒湿邪，致局部产生无菌性炎症，从而引起以肩关节疼痛和功能障碍为主症的肩部疾病，简称肩周炎。因其好发于中老年人，尤其以50岁左右人群的发病率最高，故又有"老年肩""五十肩"之称。另外，该病普遍具有患肩关节僵硬和遇热痛减、遇冷痛甚等特点，因此还被称之为"冻结肩""肩凝症""粘连性肩关节炎""露肩风""漏肩风""肩凝风""肩痹"等。本病具有缓慢发病、逐渐加重、经数月或更长时间可自行减轻以至自愈的发病特点。病程多在数月至数年之间，一般不复发。

1. 临床诊断

①多发于中老年人，或继发于肱二头肌肌腱炎或上肢创伤。②肩部疼痛、压痛、放射痛，夜间疼痛加剧。③活动受限，以上臂外展、上举、后伸、内旋最为明显。④可有三角肌肿胀，后期可有肌萎缩。⑤X线检查多为阴性，部分患者可有肌腱钙化、骨质疏松或肱骨头上移及增生。

2. 中医分型

（1）风寒湿阻证：肩部窜痛，遇风寒痛增，得温痛缓，畏风恶寒，或肩部有沉重感。舌质淡，苔薄白或腻，脉弦滑或弦紧。

（2）气滞血瘀证：肩部肿胀，疼痛拒按，以夜间为甚。舌质暗或有瘀斑，舌苔白或薄黄，脉弦或细涩。

（3）气血两虚证：肩部肿胀，疼痛拒按，以夜间为甚。舌质暗或有瘀斑，舌苔白或薄黄，脉弦或细涩。

一、药物外治法

（一）中药外敷法

处方 136

酒大黄 20g，血竭 l0g，芒硝 30g，全蝎 9g，蜈蚣 2 条，水蛭 6g，生草乌、川乌各 6g，徐长卿 30g，乳香 9g，没药 9g，透骨草 12g。

【用法】以上药物打粉过 60 目筛，装入薄布袋。治疗时将布袋用 50 度醋浸泡 20 分钟，敷于患处，并加用神灯烤，每次 60 分钟，每日 2 次，7 天为 1 个疗程。

【适应证】各型肩周炎。

【注意事项】治疗时密切观察局部皮肤变化，以免局部烫伤。

【出处】《中医临床研究》2014，6（6）：75–76.

（二）药棒法

处方 137

生川乌 30g，桂枝 30g，红花 30g，细辛 20g，威灵仙 20g，海风藤 30g。

【用法】上述药物煎成药液，取 1 根长约 40cm、宽约 2cm、厚约 1.5cm，表而光滑、略成弧形的木棒，在药液中浸透数日后备用。治疗时在患侧涂擦适当的药水，然后用木棒叩击患肩肩髃、肩髎、肩前、曲池、阿是穴等，待药液吸收完全后，再涂药、叩击，直至局部出现斑块或皮肤呈橘皮状，患者自感灼热、疼痛减轻或消失为度。一次药棒叩击约 15 分钟，每日 1 次，5 次为 1 个疗程。

【适应证】风寒湿阻型肩周炎。

【注意事项】对年老、体弱、病重、空腹、过度紧张者，防止晕棒现象，若发生晕棒，可按晕针处理。

【出处】《中国民间疗法》2016，24（5）：40–41.

二、非药物外治法

（一）刮痧疗法

处方 138

肩三带（肩前带由肩峰起沿肩关节前内缘至腋前纹头顶端，肩后带由锁骨肩峰端直下经臑俞至肩贞，向下至腋后纹头，肩中带由肩峰起向外侧至肱骨外侧中段），肩髃。配穴：天宗、曲池、外关、中渚、合谷、阳陵泉、条口、悬钟等。

【操作】患者取舒适坐位，嘱放松，暴露患肩，根据患者肩部疼痛和功能受限程度，涂刮痧油，选择刮痧手法与运板。先从疼痛与功能受限轻的方向刮起，后选择症状重的部位与方向，用泻法刮法。具体如下。①肩前带由肩峰处起沿肩前向下刮至腋前纹头，沿途着力点在肩关节内缘，向肩外着力点做点、按、弹拨法刮之。②肩后带起于锁骨肩峰端（巨骨穴），直下刮至腋后纹头，板的作力面系于肩胛骨外侧面（运板方向是向脊椎方向着力）。③肩中带由肩髃穴起沿三角肌、上臂外侧向下刮至上臂外侧中段。④肩髃穴，先摸清肩髃穴位置（凹陷处），用板之厚角做一点向四周挑，每个方向各挑 30 次，视出痧情况决定刮拭次数。刮拭完以上重点部位，视病情选择不同配穴。以上各部位刮拭均以患者耐受为前提，视体质及出痧情况决定刮痧次数及强度，以出现痧点、痧块为宜，刮治后须饮 1 杯白开水，以助痧毒排泄，5 天治疗 1 次，可治疗 3 次。

【适应证】风寒湿阻型、气滞血瘀型肩周炎。

【注意事项】治疗中以刮痧部位出现红色或紫色痧点或痧斑为宜，避免过度治疗引起的局部严重充血、损伤。治疗后 48 小时局部保持清洁干燥。

【出处】《上海针灸杂志》2018，37（9）：1055–1058.

（二）针刺疗法

处方 139

肩部阿是穴，肩髃，肩前，肩贞，阳陵泉，中平穴（足三里下 1 寸）。

【操作】常规消毒后行毫针刺法，针刺 1~2 寸，局部穴位采用强刺激，远端穴位采用中等强度的刺激。留针 20 分钟，留针过程中每 5 分钟捻针 1 次，每日 1 次，10 次为 1 个疗程。

【适应证】各型肩周炎。

【注意事项】肩前、肩贞须把握好针刺角度和方向，切忌向内斜刺、深刺；阳陵泉深刺或透向阴陵泉。

【出处】王启才，杨骏，高树中，等.《针灸治疗学》中国中医药出版社.

（三）拔罐疗法

处方 140

肩部疼痛部位腧穴及阿是穴。

【操作】患者取自然合适体位，将罐具常规消毒，根据拔罐部位选取合适型号的玻璃罐。用镊子夹住略蘸 95% 乙醇的棉球，将点燃的棉球立即伸入罐内闪火即退出，速将罐叩于相应部位，力量以患者耐受为度，均留罐 15 分钟。

【适应证】各型肩周炎。

【注意事项】治疗时密切观察局部皮肤变化，以免局部烫伤、起疱；拔罐后局部皮肤应避免受凉、受风。

【出处】《实用中西医结合临床》2013，13（4）：6-7.

（四）刺络拔罐法

处方 141

肩关节局部压痛明显处。

【操作】患者取俯卧位，暴露病变部位，常规消毒后，用消毒的三棱针在肩关节局部压痛明显点点刺 2~3 下至出血，然后在点刺部位拔火罐，留置 5~10 分钟起罐，起罐后用消毒干棉球将瘀血擦净，再用 75% 乙醇进行局部消毒。一般选取 1~2 个压痛点施以刺络拔罐，隔日治疗 1 次，每周 3 次。

【适应证】各型肩周炎。

【注意事项】治疗时避开局部血管、神经及瘢痕组织；治疗后局部保持 24 小时干燥，勿受凉、受风。

【出处】《中医外治杂志》2016，25（3）：42-43.

（五）耳穴压豆疗法

处方 142

肩，肩关节，锁骨，神门，肝，脾，肾上腺，皮质下。

【操作】第 1 次先取患侧进行耳穴压豆，以后可左右交替应用，以免过多地刺激一侧造成耳廓损伤。耳廓皮肤常规消毒后，取 5mm×5mm 的医用胶布，将王不留行籽置于胶布中心，轻压，使之与胶布相粘，粘贴于所选穴位上，用力按压直至潮红发热，嘱患者自行按压 3 次 / 天，每次所有耳豆各按压 1 分钟，2 次 / 周为 1 个疗程。

【适应证】各型肩周炎。

【注意事项】治疗时局部皮肤应保持清洁干燥。

【出处】《山西中医学院学报》2016，17（4）：43-45.

（六）推拿疗法

处方 143

缺盆、肩髃、肩贞、天宗等穴。

【操作】患者取正坐位，术者立于患者背侧，先点按缺盆、肩髃、肩贞、天宗等穴，待肩臂热胀后，进行下述手法。①捏肩：术者用手的拇、食、中三指捏、揉、拿患侧肩部斜方肌上缘 3~5 遍。②揉臂：术者立于患者外侧，双手合揉患肩关节，然后用按揉法自肩至腕部操作 3~5 遍，用力由重到轻，再由轻到重。③大旋：术者立于患者患肢外侧，将患肢向前、向后大幅度旋转 3~5 次。④运肘：术者反手握住患侧的小指、无名指和中指（术者反掌将掌心与患者的掌心相对，拇指与其余四指握住患者的小指、无名指和中指），将患肢腕关节掌屈，并带动前臂向患者肩前方屈肘，抵于肩前方后，带动前臂内旋，并沿患者腋前线方向，向下牵抖 3~5 次（亦称运抖法 1）。⑤下牵：接上动作，将患肢沿腋中线方向，向下牵抖 3~5 次（亦称运抖法 2）。⑥反牵：接上动作，将患肢沿腋后线方向，向下牵抖 3~5 次（亦称运抖法 3）。⑦双牵：完成上述手法后，将患者的患肢与健肢在胸前交叉，术者双手分别握住患者的双腕，向后牵拉 3~5 次；然后将患者的健肢和患肢交叉换位，再进行 3~5 次的牵拉。⑧活肘：术者站于患侧侧后方，面向患者背部，将患肢上臂内旋肩关节轻微内收，使前臂置于背后，肘关节屈曲至最大幅度。术者一手托住患肘，一手握住腕部，握腕之手向外，托肘之手向内做相反方向的拉伸，以患者能耐受为度。⑨运肩：术者将患者的患肢搭于自己的肘部，两手交叉叩于患肩。其中一手叩于肩峰，术者用自己的肘部带动患肢上臂进行环形转动，叩于肩峰的手随着转动揉搓患肩，左右各转动 5~10 次。⑩搓肱：术者立于患肩的外侧，用搓法操作于上肢，自肩关节至腕关节，反复 3~5 次。

【适应证】各型肩周炎。

【注意事项】对于已发展至冻结期的患者，或经过治疗疼痛已缓解，但遗留肩关节活动受限的患者，可先行其他治疗，使局部疼痛消失后再进行抗重力锻炼，以恢复盂肱关节的活动，促进关节功能的恢复。对冻结严重、已影响工作和生活者，或经多种治疗无效者，可在肌间沟臂丛神经功能阻滞麻醉下，用手法将肩关节周围软组织的粘连松解，有即刻恢复肩关节功能的效果。理想的手法应该使肱二头肌肌腱和纤维关节囊下部充分松开，并最大限度地减少其他组织的损伤，从而达到减轻疼痛和恢复关节活动的目的。

【出处】严隽陶.《推拿学》中国中医药出版社.

（七）灸法

处方 144

肩髃、肩贞、肩髎、中平穴、阳陵泉等。

【操作】患者取坐位，全身放松。用单孔灸盒配合切段艾条做温和灸，每个穴位灸 2 壮，5 天为 1 个疗程，中间间隔 2 天，共治疗 2 个疗程。

【适应证】各型肩周炎。

【注意事项】施灸后局部出现微红、灼热属正常现象，无须处理。治疗部位应避免受凉、受风。

【出处】《新疆中医药》2017，35（2）：33-35.

综合评按：目前，肩关节周围炎采用中医外治法治疗多见于两种或两种以上方法配合使用，患者乐于接受，每种方法各具特色，均取得了较满意的疗效。所选药物大多为温通经络、祛风寒湿邪、舒筋止痛之品。外治法可使以上药物的有效成分通过毛孔、皮肤吸收进入人体内，改善病变部位的血液循环和代谢，促进渗出液的吸收，减轻或消除关节、肌肉组织的炎症反应，达到治疗目的。中药外治法的不足之处是药物不能充分吸收，浪费较大，有待进一步借助现代科学技术如电、磁、光、声的能量，促进药物由外而内吸收，同时还可使用透皮促进剂，提高皮肤的渗透吸收速率，使药物发挥并保持最大的治疗作用，造福于患者。

第十九节　肱骨外上髁炎

肱骨外上髁炎又称肘外侧疼痛综合征，是指由急慢性损伤而致，以肘关节外侧疼痛、旋前功能受限为主要临床表现的一种慢性劳损性疾病。常见于需反复做前臂旋前、用力伸腕动作的成年人，多发于右侧。因网球运动员好发，故又名网球肘。本病名称尚有肱桡关节滑囊炎、桡侧伸腕肌起点损伤、前臂伸肌总腱炎、桡侧伸腕肌与环状韧带纤维组织炎等。中医称之为"肘劳""肘痛""伤筋"，属于"经筋病"范畴。

1. 临床诊断

①有肘部损伤史及前臂伸肌群反复牵拉刺激、劳损史。②肘外侧疼痛：肘外侧疼痛呈持续渐进性发展，在做某些方向性动作，如拧衣服、扫地、端水壶、打羽毛球等时疼痛加重。疼痛有时可向前臂、上臂放射，但在静止时疼痛减轻或无症状。③常因疼痛而使肘腕部活动受限，前臂无力，握力减弱，甚至持物落地。④肘外侧、肱桡关节处、环头韧带部有明显压痛，多无肿胀。⑤ Mill 征阳性，即前臂稍弯曲，手半握拳，腕尽量掌屈，前臂旋前，再将肘伸直，此时肱骨外上髁处疼痛明显。⑥抗阻力腕关节背伸痛阳性。

2. 中医分型

参照中华中医药学会 2013 年发表于《风湿病与关节炎》杂志中的肱骨外上髁炎指南，将此病分为以下三型。

（1）风寒阻络证：肘部酸痛麻木，屈伸不利，遇寒加重，得温痛缓，舌苔薄白或白滑，脉弦紧或浮紧。

（2）湿热内蕴证：肘外侧疼痛，有热感，局部压痛明显，活动后疼痛减轻，伴口渴不欲饮。舌苔黄腻，脉濡数。

（3）气血亏虚证：起病时间较长，肘部酸痛反复发作，提物无力，肘外侧压痛，喜按喜揉，并见少气懒言，面色苍白，舌淡苔白，脉沉细。

一、药物外治法

（一）中药溻渍法

处方 145

透骨草、伸筋草、桂枝、延胡索、红花、当归、白芷各 10g，干姜 6g，甘草 5g。

【用法】上诸药加水至刚没过中药为宜，文火煎 10 分钟后，将中药渣捞起装入棉布袋中，封口，即制成中药袋一只。将中药袋浸泡于原药汁中，隔水大火蒸约 30 分钟，取出中药袋，挤干，使稍凉（以温热而不烫为准），置于患侧肱骨外上髁处，待药袋不热后取下再蒸再敷，可制作两个以上药袋，交替使用。每次 30 分钟，每天 1 次，10 天为 1 个疗程。

【适应证】各型肱骨外上髁炎。

【注意事项】治疗时密切观察局部皮肤变化，以免局部烫伤。

【出处】开封市中医院康复·颈肩腰腿痛科经验用方。

（二）穴位贴敷法

处方 146

草乌头 6g，生南星 10g，地龙 10g，甘遂 10g，伸筋草 15g，延胡索 15g，公丁香 10g。麝香止痛膏若干，生姜汁。

【用法】上药筛选取干净后 60℃烘干，3 分钟粉碎，过 1000 目筛，混匀。装于干燥密闭的容器内，避光保存备用。贴敷前取适量药粉放在盛膏缸内，加入适量生姜汁调匀，使药粉能够搓成饼形。根据所取的穴位，单纯用药物做成豌豆大小放置在麝香止痛膏中央，贴于肱骨外上髁处的阿是穴。每次选 2 个穴位，交替取穴。8 小时后取下，隔天 1 次，7 次为 1 个疗程。

【适应证】各型肱骨外上髁炎。

【注意事项】治疗时局部皮肤应保持清洁、干燥。

【出处】《浙江中西医结合杂志》2008，（8）：517–518.

二、非药物外治法

（一）针刺疗法

🥣 **处方147**

阿是穴，曲池，肘髎，手五里，手三里。

【操作】嘱患者取屈肘正坐位。消毒局部皮肤后，施常规针刺操作，针刺时针感要强烈，曲池、手三里、手五里针感放射至手部。留针时，采取间隔行针的方法，即每隔10分钟重复加强针感1次，留针30分钟。手法采用平补平泻法。每日1次，10次为1个疗程。

【适应证】各型肱骨外上髁炎。

【注意事项】阿是穴可采取多向透刺或多针齐刺，余穴按常规针刺。

【出处】王启才，杨骏，高树中，等.《针灸治疗学》中国中医药出版社.

（二）推拿疗法

🥣 **处方148**

曲池、手三里、尺泽、少海等。

【操作】（1）摖前臂法：患者取坐位或仰卧位，医者坐于病侧，用轻柔的摖法从肘部沿前臂背侧治疗，往返10次左右，以疏筋通络。

（2）点穴拿筋法：用拇指缓和地按揉曲池、手三里、尺泽、少海等穴，以局部酸胀为度，同时配合拿法沿伸腕肌往返提拿10次。

（3）弹拨法：医者右手持腕，使患者右前臂旋后，左手用屈曲的拇指端压于肱骨外上髁前方，其他四指放于肘关节内侧。右手逐渐屈曲肘关节至最大限度，左手拇指用力按压肱骨外上髁的前方，然后再伸直肘关节，同时医者左手拇指推至患肢桡骨头之前上面，沿桡骨头前外缘自后弹拨伸腕肌起点。施术后患者有桡侧三指麻木感及疼痛减轻的现象。或将前臂旋前，放置桌上，肘下垫物，医者用拇指向外方紧推邻近桡侧腕长肌、短伸肌，反复 10 次，弹拨范围可上下移动。

（4）擦法：用擦法沿伸腕肌进行治疗，以透热为度。

【适应证】各型肱骨外上髁炎。

【注意事项】针对老年人、少儿、孕妇，推拿手法宜轻。

【出处】岳民生，赵延宾，司翠权，等.《颈肩腰腿痛临床诊断与治疗》化学工业出版社.

（三）耳穴压豆疗法

处方 149

肘、神门、皮质下、肾上腺等相应部位敏感点。

【操作】常规消毒后取上述耳穴，选取处理好的王不留行籽，将其贴于 0.5cm×0.5cm 胶布中央，然后贴敷于上述耳穴上，并进行适当按压，使耳廓有发热、胀痛感。患者每日自行按压 5~6 次，3~5 日更换 1 次。10 次为 1 个疗程。

【适应证】各型肱骨外上髁炎。

【注意事项】治疗处皮肤应保持清洁、干燥。

【出处】王启才，杨骏，高树中，等.《针灸治疗学》中国中医药出版社.

（四）刮痧疗法

处方 150

肱骨外上髁局部阿是穴。

【操作】红花油涂擦患部或穴位处，用刮痧板以 45° 倾斜面，以痛点为主沿前臂伸腕肌进行刮痧治疗，以局部出现痧斑为度，7 天 1 次，5 次为 1 个疗程。

【适应证】风寒阻络型、湿热内蕴型、瘀血阻络型肱骨外上髁炎。

【注意事项】治疗处皮肤应保持清洁、干燥。

【出处】开封市中医院康复·颈肩腰腿痛科经验用法。

（五）刺血疗法

处方 151

肱骨外上髁局部阿是穴。

【操作】患者取坐位，患肘屈曲，在患侧找到痛点，进行局部消毒后用皮肤针在局部叩刺至皮肤渗血，使之出血少许，隔日1次。5次为1个疗程。

【适应证】风寒阻络型、湿热内蕴型、瘀血阻络型肱骨外上髁炎。

【注意事项】治疗处皮肤应保持清洁、干燥。

【出处】开封市中医院康复·颈肩腰腿痛科经验用法。

（六）针刀疗法

处方 152

肱骨外上髁最敏感的压痛处。

【操作】患者取坐位屈肘，上肢平放于治疗桌上，在肱骨外上髁最敏感的压痛处定点。刀口线与腕背伸肌纤维方向一致，针体垂直于皮肤，刺入至骨面，纵行疏通剥离，在骨面上划痕。有变性软组织硬结者，可稍提针刀，根据损伤范围大小散切几刀，将腱膜和深筋膜切开。1次不愈，15天后再做。

【适应证】各型肱骨外上髁炎。

【注意事项】治疗时应避开局部神经及血管，治疗后48小时局部皮肤应保持清洁、干燥。

【出处】朱汉章，柳百智.《针刀临床诊断与治疗》人民卫生出版社.

（七）火针疗法

处方 153

肱骨外上髁局部阿是穴。

【操作】患者取坐位，将患侧肘关节置于桌上，充分暴露肘关节和疼痛部位。医者在压痛点及疼痛区域做好标记，局部常规消毒。首先选用细火针，右手持火针针柄，左手持酒精灯，将酒精灯靠近患者，把火针在酒精灯上烧红发白，对准压痛点速刺2~3针，入皮深约0.5cm，用酒精棉球压迫

点刺部位。然后换用中等粗火针，在疼痛区域做快速浅刺，每 1cm 点刺 1
针。隔日 1 次，2 次为 1 个疗程。

【适应证】 风寒阻络型、湿热内蕴型肱骨外上髁炎。

【注意事项】 操作时要保护血管及神经，动作要快，用力要均匀，针后
2 天内勿洗澡，局部发痒者，不能用手搔抓，以防感染。

【出处】 岳民生，赵延宾，司翠权，等.《颈肩腰腿痛临床诊断与治疗》
化学工业出版社.

（八）艾灸疗法

处方 154

肱骨外上髁局部最痛处。

【操作】 充分暴露患肢，选取肱骨外上髁局部最痛处，用蚕豆大小的艾
炷直接灸。灸治时以艾炷的壮数来掌握刺激量的轻重。当艾炷燃剩 1/5 或
1/4 而患者感到微有灼痛时，即可易炷再灸。每次施灸 6~8 壮，1 次 / 天，
10 次为 1 个疗程。

【适应证】 风寒阻络型、气血亏虚型、瘀血阻络型肱骨外上髁炎。

【注意事项】 一般应灸至皮肤红润而不起疱为度，皮肤无灼伤，灸后不
化脓。在捻艾绒时应尽量做得紧实一些，这样在燃烧时火势逐渐加强，透
达深部，效果较好。

【出处】《实用医药杂志》2004，（9）：823.

综合评按： 肱骨外上髁炎使用中医外治法进行治疗的报道较多，且疗
效肯定。中医外治疗法具有祛邪、舒筋、散结、疏经通络、行气活血等作
用，能促进局部炎症消散，加快粘连松解、瘢痕挛缩修复。临床上常用的
中医外治法有中药溻渍法、穴位贴敷法、针刺法、推拿疗法、耳穴压豆等
等，但对于软组织粘连较重、疼痛和功能障碍比较严重者疗效欠佳。

第二十节 桡骨茎突狭窄性腱鞘炎

桡骨茎突狭窄性腱鞘炎是由于拇指或腕部活动频繁，使拇短伸肌和拇长展肌肌腱在桡骨茎突部腱鞘内长期相互反复摩擦，导致该处肌腱与腱鞘产生无菌性炎症反应，局部出现渗出、水肿和纤维化，鞘管壁变厚，肌腱局部变粗，造成肌腱在腱鞘内的滑动受阻而引起的临床症状。其临床表现主要为桡骨茎突部隆起、疼痛，腕和拇指活动时疼痛加重，局部压痛。本病多见于中年以上人群，女多于男（约6：1），好发于家庭妇女和手工操作者（如纺织工人、木工和抄写员等），哺乳期及更年期妇女以及体弱血虚、血不荣筋者更易发生本病。

1. 临床诊断

①腕部桡骨茎突局部疼痛，压痛明显，活动时加重，握力减弱。②桡骨茎突部稍肿胀，有时可触及坚硬的小结节。③ Finkelstein 试验即握拳尺偏试验阳性，拇指握于掌心，然后握拳，轻轻尺偏腕关节，桡骨茎突出现剧痛者为阳性。

2. 中医分型

（1）风寒阻络证：腕部酸痛麻木，屈伸不利，遇寒加重，得温痛缓，舌苔薄白或白滑，脉弦紧或浮紧。

（2）湿热内蕴证：腕部疼痛，有热感，局部压痛明显，活动后疼痛减轻，伴口渴不欲饮，舌苔黄腻，脉濡数。

（3）气血亏虚证：起病时间较长，腕部酸痛反复发作，持物无力，喜按喜揉，并见少气懒言，面色苍白，舌淡苔白，脉沉细。

（4）瘀血阻络证：腕部疼痛日久，逐渐加重，拒按，活动后疼痛加重，舌暗或舌下瘀青，脉涩。

一、药物外治法

（一）中药熏洗法

🥣 处方 155

补骨脂 20g，骨碎补 20g，牛膝 10g，当归 10g，伸筋草 10g，红花 15g，黄芪 10g，木瓜 10g。

【用法】将上述药物水煎取汁 300~400ml，用纱布袋保存备用。可选择熏蒸床作为治疗设备，也可加热后放入保温较好的容器中，用中药蒸汽熏蒸腕及前臂 20 分钟，隔天治疗 1 次。

【适应证】各型桡骨茎突狭窄性腱鞘炎。

【注意事项】治疗时密切观察局部皮肤变化，防止药物过敏及烫伤。

【出处】《中国中医急症》2015，12：2223-2225.

（二）药物封闭法

🥣 处方 156

曲安奈德，利多卡因注射液。

【操作】抽取曲安奈德 20mg 与 2% 利多卡因 1ml 共 3ml。根据患者情况选用 5 或 6 号针头，以压痛点为注射点。常规严格消毒后经皮肤刺入患侧桡骨茎突部腱鞘压痛点内，抽吸无血即可推注药液。若压痛较明显，可略向上提针，向周围组织浸润少许药物，再向鞘内慢慢推药。注药后即拔出针，注射点覆盖无菌敷料。根据具体情况共治疗 1~2 次。

【适应证】各型桡骨茎突狭窄性腱鞘炎。

【注意事项】治疗时应避开局部血管及神经，密切观察局部皮肤变化，防止药物过敏。

【出处】《河南外科学杂志》2017，4：13-14.

二、非药物外治法

（一）推拿疗法

☙ **处方 157**

阿是穴。

【操作】患者取端坐位，医者左手托住患者前臂，右手拇指尖端对准压痛点，实施连续按压滑动，按压力度可由轻到重，力度可根据患者的年龄、性别、可耐受程度、病情轻重等进行调整，且每种力度维持一定时间（每次约 30 秒），然后再加重一定力量，维持一定时间（每次约 30 秒），同时嘱咐患者拇指轻微活动及旋转腕关节。操作中滑动按压的拇指须间歇性放松，使局部受压的软组织恢复血液循环，以避免发生皮肤损伤，患者疼痛也会随着按压逐渐减轻。

【适应证】各型桡骨茎突狭窄性腱鞘炎。

【注意事项】嘱患者注意休息，避免劳累，以免影响疗效。

【出处】《按摩与康复医学》2019，16：19-21.

（二）针刺疗法

☙ **处方 158**

阳溪，合谷，曲池，手三里，列缺，外关。

【操作】穴位常规消毒，使患者手拇指向上翘，拇短伸肌肌腱与拇长伸肌肌腱之间的凹陷即为阳溪穴。取 76 号 1 寸长毫针于此凹陷直刺 0.5~0.8cm，行反复捻转提插泻法。取 26 号 1 寸长毫针向上斜刺列缺穴，针尖略斜向背侧，针身与皮肤成 15°角，行反复捻转提插泻法。合谷、曲池、手三里用 28 号毫针直刺，施以平补平泻法。外关穴处取 28 号毫针向阳池方向斜刺运针。得气后留针 20 分钟，其间每隔 5 分钟行针 1 次。日 1 次，5 次为 1 个疗程，疗程间隔 2 天。

【适应证】各型桡骨茎突狭窄性腱鞘炎。

【注意事项】治疗期间关节制动。

【出处】《河南中医》2014，9：1838.

（三）针刀疗法

处方 159

阿是穴。

【操作】患者取坐位，握拳立于桌上，尺侧腕部下方加软垫，患腕稍向尺侧偏，以桡骨茎突掌侧缘骨嵴最高点为标志，其背侧作为针刀主要进针点，结合患者的局部压痛点，记号笔标记进针点后常规碘伏液消毒局部皮肤，针刀直刺入皮下，将刀头垂直探入，使针刀抵住肌腱鞘表面，不要深至骨面，沿肌腱走行方向由近向远端纵向切割，切割时可感到针刀尖有"咔咔"声响以及明显的切割阻力感，切割至阻力感消失，拇指活动自如，疼痛明显减轻，无弹响即为松解成功。

【适应证】各型桡骨茎突狭窄性腱鞘炎。

【注意事项】治疗时应避开局部神经及血管，治疗后 48 小时局部皮肤应保持清洁、干燥。

【出处】《中医药临床杂志》2011，11：974–975.

（四）艾灸疗法

处方 160

局部阿是穴。

【操作】点着艾条，艾条对准阿是穴进行回旋灸或雀啄灸 10 分钟，以局部皮肤感温热为度，每日 1 次，10 天为 1 个疗程。

【适应证】风寒阻络型、气血亏虚型、瘀血阻络型桡骨茎突狭窄性腱鞘炎。

【注意事项】灸至皮肤红润而不起疱为度，避免灼伤局部皮肤。

【出处】开封市中医院康复·颈肩腰腿痛科经验用法。

综合评按：桡骨茎突狭窄性腱鞘炎属中医痹证范畴，多因劳累、受寒引起局部经络气血痹阻不通，血不荣筋而致疼痛。药物封闭可使药力直达病所，有抗炎镇痛作用，减少炎性渗出，消除组织水肿。艾灸、中药熏洗、针刀、针刺具有舒筋活血、化瘀通络之效，临床多采用两种方法联合治疗，效果更佳，如症状较重、保守疗法效果欠佳者，可考虑行腱鞘松解治疗。

第二十一节 跟腱炎

跟腱炎一般指跟腱急、慢性劳损后形成的无菌性炎症。在运动过程中，小腿腓肠肌和跟腱承受了反复过度牵张力，导致疾病发生。另外，突然增加锻炼的强度或频率也常会引起跟腱炎。

1. 临床诊断

参照 2016 年发表于《中国康复医学杂志》的跟腱病诊断依据。①跟腱病主要发生在两处，一处位于肌腱止点末端（跟腱与骨连接处 2cm 内），另一处位于跟腱中部（距跟腱与骨连接处 2~6cm）。②临床上表现为局部疼痛、压痛、肿胀、跟腱止点增粗等，影响功能的正常使用，核心症状是活动时疼痛加剧。③脚踝做抗阻跖屈与背屈试验时，伴有明显的疼痛感。④影像学诊断：在行侧位 X 线检查时，可以发现跟腱止点有增粗或钙化。在行 MRI 成像检查时，可以看到跟腱是否存在部分撕裂、肌腱周围炎等情况，还可以显示跟腱前（后）滑囊炎、跟腱部分断裂等。⑤通过超声对跟腱进行检查时，病变在腓肠肌与跟腱移行处的结构紊乱伴混合信号。

2. 中医分型

参照 2013 年发表于《中外医学研究》的文章，将此病分为以下两型。

（1）肝肾亏虚证：跟部酸痛，履地加重，或腰膝酸软，动作牵强，或发脱齿摇，手足不温，舌红或淡，脉弦细数。

（2）瘀血阻滞证：跟痛如刺，痛有定处，痛处拒按，舌质或紫暗，或有瘀斑，脉涩。

一、药物外治法

（一）中药熏洗法

🥣 **处方 161**

桃仁 25g，红花 25g，乳香 20g，川芎 15g，草乌头 15g，川芎 30g，延

胡索 30g，苍术 30g，天南星 30g，秦艽 30g，威灵仙 30g。

【用法】煎药取液，加入适量陈醋，先熏后洗，每次 30 分钟，每日 2 次，每剂可连用 2~3 天。

【适应证】瘀血阻滞型跟腱炎。

【注意事项】避免烫伤；患者有过敏、局部皮肤病、皮肤破损等症状禁用。

【出处】《山东中医杂志》2011，6（30）：395-402.

（二）中药熏洗加药包热熨法

处方 162

川乌 20g，草乌 20g，艾叶 50g，薄荷 20g，川芎 30g，续断 30g，当归 30g，伸筋草 30g，威灵仙 30g，桂枝 20g，姜黄 30g。

【用法】上方加水 3500ml 煎煮，开锅后再煎 15~20 分钟，然后将药液倒入盆内，先熏后浸洗，每次 30 分钟，每日 2 次。患部不易洗者，可将上药装入布袋内加少量水煎煮，开锅后 15 分钟，将布袋拿出，待温时置于患处热熨，药液用纱布蘸洗患部，每次 30 分钟，每日 3 次，3 剂为 1 个疗程。

【适应证】瘀血阻滞型跟腱炎。

【注意事项】避免烫伤；患者有过敏、局部皮肤病、皮肤破损等症状时禁用。

【出处】开封市中医院康复·颈肩腰腿痛科经验方。

（三）贴敷疗法

处方 163

独活、芒硝、皂荚各 3 份，生天南星、生草乌头各 2 份，冰片、丁香、肉桂各 1 份。

【用法】将上药研成末，用水杨酸甲酯软膏将药末混合均匀备用，每次取 20g 敷于患处，用弹性绷带固定，每日更换 1 次，10 天为 1 个疗程。

【适应证】瘀血阻滞型跟腱炎。

【注意事项】患者有过敏、局部皮肤病、皮肤破损等症状时禁用。

【出处】《中医外治杂志》2010，1（19）：25.

二、非药物外治法

（一）针刺疗法

处方 164

腰眼，胞肓，臀中。

【操作】进针前穴位皮肤常规消毒。根据临床症状选腰眼（当第 4 腰椎棘突下旁开 3 寸）、胞肓、臀中等穴，若为双侧穴则取双侧，留针 30 分钟，行针 1~2 次，每日 1 次，5 次为 1 个疗程，疗程间隔 2 天，治疗 3 个疗程。

【适应证】各型跟腱炎。

【注意事项】严格无菌操作，避免感染；避免出现滞针、晕针、断针；操作时须做细致的解释工作。

【出处】《上海针灸杂志》2009，4（28）：226-227.

（二）刺血疗法

处方 165

阿是穴。

【操作】用皮肤消毒剂安尔碘消毒后，放血针疾刺数下，于周围挤压放血 5~10 滴即可，3 天 1 次，3 次为 1 个疗程。

【适应证】各型跟腱炎。

【注意事项】严格无菌操作，避免感染；操作时须做细致的解释工作。

【出处】开封市中医院康复·颈肩腰腿痛科经验用法。

（三）针刀疗法

处方 166

阿是穴。

【操作】患者取俯卧位，在跟骨部寻找压痛点，有骨刺者结合 X 线片，可有单个或多个压痛点，做标记，用皮肤消毒剂安尔碘常规消毒，2ml 1% 利多卡因局部麻醉。使针刀刀口线与足纵轴方向一致，垂直皮肤表面刺入，直达骨面后稍退出 0.5cm，先纵行切割数刀，再横向剥离几下，出针，创可贴覆盖针孔，一般 1 次即可痊愈，若仍疼痛者 1 周后再做 1 次，3 次为 1 个疗程。

【适应证】各型跟腱炎。

【注意事项】严格无菌操作，避免感染；操作时须做细致的解释工作。

【出处】《内蒙古中医药》2012，10（23）：75-76.

（四）推拿疗法

🥢 处方 167

涌泉、昆仑、太溪、水泉、承山等。

【操作】患者取俯卧位，穴位定位如下。①涌泉：足底（去趾）上 1/3 与下 2/3 交界凹陷中。②昆仑：外踝尖与跟腱连线中点凹陷中。③太溪：内踝尖与跟腱连线中点凹陷中（与昆仑穴相对，二穴可用拇食二指尖一内一外相对用力点按）。④水泉：太溪穴直下 1 寸。⑤承山：小腿后正中线中点。点穴时用力应渗透，时间为 2~3 分钟，以有酸、麻、沉、胀之感为最佳。点按后再施以推拿：以两手掌置于小腿两侧，从上到下按揉至踝部 6~9 遍；再将两手拇指与并拢的四指分开，呈环抱之势置于小腿上部（拇指位于小腿后），左右拇指分别向左右两侧分拨小腿后部肌肉，从上到下至踝部 6~9 遍；之后以手掌贴于膝部，擦小腿前部至足背、脚趾数遍，以有温热感为度；最后以擦法作用于足底至透热。

【适应证】各型跟腱炎。

【注意事项】患者有局部皮肤病、皮肤破损等症状时禁用。

【出处】《养生月刊》2016，7（10）：585.

（五）艾灸疗法

🥢 处方 168

【操作】将鲜生姜切成 4cm^2、厚度为 0.3~0.5cm 的薄片，中央以针扎数孔。把艾绒捏成塔状放在姜片上，选舒适体位，将其置于足跟疼痛最甚处，点燃艾炷，皮肤感到灼热时将余艾取下，以姜片涂抹患处。每次灸 3~5 壮，隔日 1 次。

【适应证】各型跟腱炎。

【注意事项】避免烫伤；患者有过敏、局部皮肤病、皮肤破损等症状时禁用。

【出处】《养生月刊》2016，7（10）：585.

综合评按：跟腱炎是一种较为常见的疾病，多见于青壮年，严重影响患者的工作及生活，迅速治愈该病有很重要的意义。中医外治法治疗本病具有无副作用、药力直达病所、见效迅速等优点，临证时当辨证分析，酌情用药。本病属于中医"痹证"范畴，其病机多属肝、脾、肾亏虚，风寒、痰湿、瘀血阻滞。清代外治大师吴师机在其《理瀹骈文》中明确指出："外治之理即内治之理，外治之药亦即内治之药，所异者法耳。"因此，用中药水煎熏洗，辨证论治，同样能补益肝肾，健脾除湿，起到通络散寒止痛的作用，从而达到治疗本病目的。有些治法如小针刀疗法，患者有恐惧心理，操作时须做细致的解释工作。

第二十二节　跖腱膜劳损

跖腱膜劳损通常发生在跟骨内侧结节处，为伴有跖腱膜退变和轻微撕裂的牵张性骨膜炎。其次可能同时累及邻近结构，如足跟内侧神经及支配小趾展肌的神经。偶尔会出现原发性小趾展肌神经及足跟内侧神经感觉支的卡压。足跟疼痛为主要症状，多为单侧发病，但也有多达15%~25%的患者双侧发病。患者一般有逐渐起病的疼痛，而无急性创伤史。疼痛多发生于足跟的足底内侧面，不伴有远端放射痛及感觉异常。有近侧或远侧放射痛、麻木或感觉异常提示有神经卡压或腰椎管狭窄。晨起时疼痛尤其剧烈，但是当患者开始行走及牵伸足底结构后，疼痛常常减轻。典型病例其疼痛随日间活动的增多而加重，也有患者主诉在久坐后站起时突然出现疼痛。

1. 临床诊断

参照2019年发表于《中国体视学与图像分析》杂志的文章。①跖腱膜炎最典型的症状表现为晨起或久坐后步行时初始几步的严重疼痛，于行走后缓解，但当行走距离过远时，疼痛再次加重。②对跖腱膜炎患者行体格检查时，可触及足跟内侧近跟骨内侧结节处的压痛。③X线是跖腱膜炎的主要筛查方式，通过X线，医生可以排除骨性病变及应力性骨折，此外，X线还能显示出跟骨骨刺的位置与大小，这对跖腱膜炎病因分析和病程判断具有重要意义。④跖腱膜炎患者的弹性超声显示跖腱膜增厚，回声减低，以及跖腱膜弹性减低，弹性超声有助于跖腱膜炎的早期诊断。然而，跖腱膜的正常弹性值尚无量化的标准，且跖腱膜弹性的降低与症状的严重程度之间的相关性目前尚未得到证实。

2. 中医分型

参照 2019 年发表于《中医研究》杂志的文章，跖腱膜炎分为 3 型。

（1）血瘀证：临床多表现为足痛如刺，痛有定处而拒按，皮肤可见青紫，日轻夜重，舌质紫暗，舌上有瘀点或瘀斑，脉涩。

（2）风寒湿证：临床多表现为足部冷痛，得温痛减，遇寒加重，下肢重着，面色苍白，舌质淡，苔薄白，脉沉细。

（3）肝肾不足证：临床多表现为足跟酸痛，腰膝酸软无力，不耐久立，头晕耳鸣，舌质红，苔少，脉沉细无力或细数。

一、药物外治法

（一）药物鞋垫法

🥣 处方 169

川芎、白芷各 2 份，生天南星、生草乌头、淫羊藿各 1 份。

【用法】上药共研为末，置入与足部等大的棉布袋内，缝上封口即可，每日将药布袋垫缚于患足，正常行走，不影响工作和生活，10 天为 1 个疗程。

【适应证】血瘀型跖腱膜劳损。

【注意事项】患者有过敏、局部皮肤破损等症状时禁用。

【出处】《中医外治杂志》2008，17（1）：12-13.

（二）中药熏洗法

🥣 处方 170

苍术 30g，白术 30g，白芷 30g，木瓜 20g，独活 20g，威灵仙 20g，天

花粉 20g，伸筋草 20g，桂枝 20g，防风 20g，黄芪 20g，皂角刺 20g，甘草 20g，草乌头 20g，川乌头 20g，丹参 20g，羌活 20g。

【用法】以上药物混匀，分为 10 包，取 1 包用水没过药面浸泡 8 小时以上，加入到加热后的生铁罐后加入黑醋 300ml，利用蒸汽进行熏蒸，稍凉后用药包热敷，直至发凉，6 天为 1 个疗程。

【适应证】血瘀型跖腱膜劳损。

【注意事项】避免烫伤；患者有过敏、局部皮肤病、皮肤破损等症状时禁用。

【出处】《河北中医》2014，6（6）：936.

处方 171

桂枝 12g，桑枝 12g，木瓜 12g，透骨草 12g，伸筋草 12g，防风 15g，秦艽 15g，艾叶 15g，羌活 15g，独活 15g，川乌头 10g，草乌头 10g，红花 10g，花椒 6g。

【用法】上述药物水煎，趁热洗足，1 日 2 次，每次 10~15 分钟，7~10 天为 1 个疗程。

【适应证】血瘀型、风寒湿型跖腱膜劳损。

【注意事项】避免烫伤；患者有过敏、局部皮肤病、皮肤破损等症状时禁用。

【出处】《中医外治杂志》2008，17（1）：12-13.

二、非药物外治法

（一）针刺疗法

处方 172

阿是穴，昆仑，悬钟，三阴交，太溪，太冲。

【操作】进针前穴位皮肤常规消毒。采用指切或夹持进针法，垂直于皮肤进针，针刺深度按部位不同为 10~25mm，捻转得气（有局部酸、胀、重、麻感）后留针，留针 20 分钟后起针，起针后以消毒棉球轻压针孔约 3 分钟。10 天为 1 个疗程。

【适应证】各型跖腱膜劳损。

【注意事项】严格无菌操作，避免感染；避免出现滞针、晕针、断针；操作时须做细致的解释工作。

【出处】开封市中医院康复·颈肩腰腿痛科经验方。

（二）刺血疗法

处方 173

阿是穴。

【操作】常规消毒，用放血针疾刺数下，于周围挤压放血 5~10 滴即可，3 天 1 次，3 次为 1 个疗程。

【适应证】各型跖腱膜劳损。

【注意事项】严格无菌操作，避免感染；操作时须做细致的解释工作。

【出处】开封市中医院康复·颈肩腰腿痛科经验方。

（三）针刀疗法

处方 174

阿是穴。

【操作】患者俯卧于治疗床上，将踝关节放稳，找出最明显的压痛点，常规消毒后，针刀口线和纵轴垂直，针感强烈时松解 3~4 次即可出针刀，1~3 次即可，隔 5~7 天后可做第 2 次。

【适应证】各型跖腱膜劳损。

【注意事项】严格无菌操作，避免感染；操作时须做细致的解释工作。

【出处】《内蒙古中医药》2012，10（23）：75-76.

（四）艾灸疗法

处方 175

阿是穴。

【操作】将硬币厚的新姜片置于痛点上，然后以艾绒捏成枣核大的圆锥形艾炷，稳放在姜片上点燃，待患者感到灼热不能耐受时将姜片向上提 1~2cm，使其保持适宜的温度。燃毕另换 1 炷，一般每次灸 5~7 壮，病程较长、疼痛较甚者可酌情增加到 10 壮。灸后以局部皮肤潮红和湿润效果好。每天或隔天治疗 1 次，连续治疗 5 次以上，10 次为 1 个疗程。

【适应证】各型跖腱膜劳损。

【注意事项】避免烫伤；患者有过敏、局部皮肤病、皮肤破损等症状时禁用。

【出处】《养生月刊》2016，7（10）：585.

综合评按：跖腱膜劳损是一种自限性疾病，经非手术治疗后通常预后良好。95% 的病例经过至多 1 年的非手术治疗，可以达到症状的完全缓解，因而对于初次就诊的跖腱膜劳损患者，最初应行 6 个月 ~1 年的非手术治疗。中医外治法治疗本病具有无副作用、药力直达病所、见效迅速等优点，临证时须辨证分析，酌情用药。本节所选药物外治法方药均可直达病所，起到温经散寒、活血通络作用，从而达到治疗本病目的，在此基础上应注意以下几点：①同时应牵拉跟腱及跖腱膜，每天 2~3 次，尤其在运动前。②减少过度使用，减轻体重。③使用夜间支具维持踝关节于背伸位。④穿类似于慢跑鞋或软橡胶底鞋之类衬垫良好的鞋。⑤使用软质足跟垫，尽可能少注射类固醇激素，一定不要注射到皮下脂肪内，否则可增加跖腱膜断裂及足底脂肪垫萎缩的发生率。至于小针刀等治疗，患者多有恐惧心理，操作时须做细致的解释工作。

第二十三节　冠心病

冠心病全称为冠状动脉粥样硬化性心脏病，指由于脂质代谢紊乱，血液中的脂质沉着在原本光滑的动脉内膜上，动脉内膜上一些类似粥样的脂类物质堆积而成白色斑块，称为动脉粥样硬化病变。这些斑块渐渐增多，造成动脉腔狭窄，使血流受阻，导致心脏缺血，产生心绞痛。世界卫生组织将冠心病分为 5 大类：无症状心肌缺血（隐匿性冠心病）、心绞痛、心肌梗死、缺血性心力衰竭（缺血性心脏病）和猝死。

冠心病的主要病因是冠状动脉粥样硬化，但动脉粥样硬化的原因尚不完全清楚，可能是多种因素综合作用的结果。本病发生的危险因素有年龄和性别（45 岁以上的男性，55 岁以上或者绝经后的女性）、家族史（父兄在 55 岁以前，母亲 / 姐妹在 65 岁前死于心脏病）、血脂异常（低密度脂蛋白胆固醇过高，高密度脂蛋白胆固醇过低）、高血压、糖尿病、吸烟、超重、肥胖、痛风、不运动等。

1. 临床诊断

①膻中或心前区憋闷疼痛，甚则痛彻左肩背、咽喉、左上臂内侧等部位。呈发作性或持续不解，常伴有心悸气短，自汗，甚则喘息不得卧。②胸闷、胸痛一般持续几秒到几十分钟而缓解。严重者可出现疼痛剧烈，持续不解，汗出肢冷，面色苍白，唇甲青紫，心跳加快，或心律失常等危象，可发生猝死。③多见于中年以上人群，常因操劳过度、抑郁恼怒或多饮暴食、感受寒冷而诱发。④查心电图、动态心电图、运动试验等以明确诊断。必要时做心肌酶谱测定，行心电图动态观察。（《中医病证诊断临床标准》）

心绞痛的分级：国际上一般采用加拿大心血管学会分级法。

Ⅰ级：日常活动，如步行、爬梯无心绞痛发作。

Ⅱ级：日常活动因心绞痛而轻度受限。

Ⅲ级：日常活动因心绞痛发作而明显受限。

Ⅳ级：任何体力活动均可导致心绞痛发作。

2. 中医分型

本病属中医学"厥心痛""真心痛""胸痹"的范畴，可分为以下几型。

（1）心血瘀阻证：心胸阵痛，如刺如绞，固定不移，入夜为甚，伴有胸闷心悸，面色晦暗。舌质紫暗，或有瘀斑，舌下络脉青紫，脉沉涩或结代。

（2）寒凝心脉证：心胸痛如缩窄，遇寒而作，形寒肢冷，胸闷心悸，甚则喘息不得卧。舌质淡，苔白滑，脉沉细或弦紧。

（3）痰浊内阻证：心胸窒闷或如物压，气短喘促，多形体肥胖，肢体沉重，脘痞，痰多口黏，舌苔浊腻，脉滑。痰浊化热则心痛如灼，心烦口干，痰多黄稠，大便秘结，舌红，苔黄腻，脉滑数。

（4）心气虚弱证：心胸隐痛，反复发作，胸闷气短，动则喘息，心悸易汗，倦怠懒言，面色㿠白，舌淡暗或有齿痕，苔薄白，脉弱或结代。

（5）心肾阴虚证：心胸隐痛，久发不愈，心悸盗汗，心烦少寐，腰酸膝软，耳鸣头晕，气短乏力，舌红，苔少，脉细数。

（6）心肾阳虚证：胸闷气短，遇寒则痛，心痛彻背，形寒肢冷，动则气喘，心悸汗出，不能平卧，腰酸乏力，面浮足肿，舌淡胖，苔白，脉沉细或脉微欲绝。

一、药物外治法

（一）穴位贴敷法

处方 176

冠心止痛贴（由川芎、细辛、冰片等药物调制而成）。

【用法】将冠心止痛贴贴于特定穴（膻中穴、阿是穴），1 天 1 次，10 天为 1 个疗程。

【适应证】用于辅助治疗稳定型心绞痛。

【注意事项】贴敷时清洗患处；贴敷时间不宜过长，避免皮肤过敏、起水疱。

【出处】《新疆中医药》2017，35（6）：102.

处方 177

舒心贴（由丹参、川芎、红花、乳香、冰片等药物调制而成）。

【用法】将药物混匀，共研细末，加入蜂蜜调成膏状，放于纱布上制成舒心贴，敷在特定穴（膻中、内关、心俞、至阳），用胶布固定。1~2 天换药 1 次，连敷 10 天为 1 个疗程。

【适应证】不稳定型心绞痛。

【注意事项】贴敷时清洗患处；贴敷时间不宜过长，避免皮肤过敏、起水疱。

【出处】《新疆中医药》2017，35（6）：102.

处方 178

冠通贴（由冰片、石菖蒲、红花、延胡索、柏子仁、三七等药物调制而成）。

【用法】选取膻中、双侧内关、心俞、丰隆、三阴交、阳陵泉、血海等穴进行贴敷，每天 1 次，每次 12~24 小时，10 天为 1 个疗程。

【适应证】用于缓解冠心病患者心绞痛症状。

【注意事项】贴敷时清洗患处；贴敷时间不宜过长，避免皮肤过敏、起水疱。

【出处】《新疆中医药》2017，35（6）：102.

处方 179

五香通络膏（由檀香、降香、乳香、细辛、荜茇、白芷、延胡索、冰片等药物调制而成）。

【用法】将五香通络膏贴敷于膻中穴以及双侧内关、郄门、阴郄、期门等穴，每天 1 次，每次 12~24 小时，10 天为 1 个疗程。

【适应证】缓解患者心绞痛症状，减少硝酸甘油用量。

【注意事项】贴敷时清洗患处；贴敷时间不宜过长，避免皮肤过敏、起水疱。

【出处】《新疆中医药》2017，35（6）：102.

（二）穴位注射法

处方 180

复方丹参注射液或复方香丹注射液。取穴：双侧郄门、足三里、内关、心俞、阳陵泉。

【操作】抽取 4ml 复方丹参注射液，取双侧郄门、足三里、内关进行注射，双侧郄门各 0.5ml，足三里各 1ml，内关各 0.5ml。抽取 4ml 复方香丹注射液，取双侧心俞、阳陵泉，各注射 1ml，每天 1 次，10 天为 1 个疗程。

【适应证】冠心病、心绞痛或心电图改变者。

【注意事项】避开血管，防止组织渗出。

【出处】《新疆中医药》2017，35（6）：102.

二、非药物外治法

（一）气功疗法

处方 181

健身气功·六字诀。

【操作】导引动作可归纳为起势（托掌、按掌、拨掌、拢掌）—嘘字诀（松掌、分掌、穿掌、收掌）—呵字诀（捧掌、翻掌、插掌、拨掌）—呼字诀（翻掌、合掌、展掌、等掌）—呬字诀（立掌、推掌、转掌、收掌）—吹字诀（滑掌、收掌、摩掌、扶掌）—嘻字诀（提掌、开掌、收掌、按掌）—收势（旋掌、合掌、揉掌、分掌）。1 天 1 次，1 次 30 分钟，练习 3 个月。

【适应证】各型冠心病。

【注意事项】动作柔和，防止摔倒。

【出处】《中医药信息》1988，（4）：27.

（二）推拿疗法

处方 182

心俞和肺俞、膈俞、厥阴俞、肾俞、内关等穴。

【操作】揉拨上述穴位 1~3 分钟后，心绞痛可立即缓解。

【适应证】冠心病心绞痛发作。

【注意事项】手法轻柔，防止软组织损伤。

【出处】《中医临床医生》2000，28（10）：19.

（三）针刺疗法

处方 183

内关，郄门，心俞，通里，神门，巨阙。

【操作】局部常规消毒，然后以 1 寸毫针针刺以上腧穴，要求局部有胀痛或热感，留针 30 分钟，每日 1 次，10 次为 1 个疗程。

【适应证】冠心病。

【注意事项】针刺避开血管。

【出处】《中国临床医生》2000, 28（10）: 19.

（四）艾灸疗法

处方 184

心俞，厥阴俞，膻中，神阙。

【操作】按隔姜灸法操作，每次选用 3~4 个穴位，每穴每次灸 3~5 壮，每日 1 次，10 天为 1 个疗程。

【适应证】心阳虚型心绞痛。

【注意事项】患有皮肤感觉减退或过敏者慎用。

【出处】《新疆中医药》2017, 35（6）: 102.

处方 185

心俞，厥阴俞，膻中，神阙。

【操作】每次取 3~4 穴，交替取穴。先将灸盒无底的一面罩需灸部位，然后点燃 1 寸长的艾条（根数依所灸部位确定），对着罩在盒下的经络和穴位，横放于盒中网上，最后盖上盒盖，每日 1 次，每次 20 分钟，7 天为 1 个疗程。

【适应证】心气虚型心绞痛。

【注意事项】阳热证、实证均不宜用；盒内的温度太高则将盒盖稍移，留一小间隙以降温；灸时体位要保持平稳，避免艾条滚动烧着衣物和皮肤。

【出处】《新疆中医药》2017, 35（6）: 102.

综合评按：中医外治法与内治法在辨证用药上是相同的，只是给药方法、吸收途径不同。目前防治冠心病心绞痛主要以药物、介入等为主流，但越来越多的临床实践证明，中医外治法在本病的防治中亦发挥着独特作用，尤其对于某些因自身条件限制，不宜内服药物及行介入治疗的患者，更加凸显了中医外治法的优势。同时，对于已应用药物、介入等方法治疗，但效果欠佳者，配合外治法亦能协同增加疗效。中医外治法在辨证论治的基础上，通过整体调节治疗冠心病心绞痛，具有直达病所、奏效迅捷、多途径给药、使用安全、毒副作用小等优点。但中医外治法也存在一些不足及局限性，如制剂的工艺有待提高、中医外治的作用机制尚须深入研究、疗效判定缺少大样本临床试验支撑等。为了更好地适应冠心病心绞痛临床急诊的要求，今后仍须大力开展中药剂型改革，如进行直肠给药、穴位贴敷剂、浸渍剂、嗜鼻剂等剂型的多样化研究，同时还要继续加强对穴位相对特异性以及作用机制的研究等。要充分利用一些有效的中医外治法提高人体各方面的功能水平，从而达到益寿延年的目的。

第二十四节 慢性心衰

慢性心衰全称为慢性心力衰竭，是由各种原因引起心脏结构和功能变化，导致左心室充盈和射血分数降低而引起的一组临床综合征，是各种心血管疾病发展的最后阶段，也是心血管疾病死亡的主要原因。冠心病、高血压和老年性退行性心瓣膜病是老年心衰患者的主要病因；风湿性心瓣膜病、扩张型心肌病、急性重症心肌炎等病是年轻者心衰的主要原因。慢性心力衰竭的临床表现与何侧心室或心房受累有密切关系，临床上左心衰竭最常见。左心衰竭的临床特点主要是由于左心房和（或）右心室衰竭引起肺淤血、肺水肿；右心衰竭的临床特点是由于右心房和（或）右心室衰竭引起体循环静脉淤血和水钠潴留，在发生左心衰竭后，右心也常相继发生功能损害，最终导致全心衰竭。左心衰多以呼吸困难、咳嗽、咳痰、咳血等为主要表现，右心衰多以上腹部胀满、紫绀、颈静脉怒张、水肿等为主要表现。

1. 心功能不全的程度判断

根据患者自觉的活动能力划分为以下四级。

Ⅰ级：日常活动无心衰症状。

Ⅱ级：日常活动出现心衰症状。

Ⅲ级：低于日常活动出现心衰症状。

Ⅳ级：在休息时出现心衰症状。

反映左室收缩功能的左室射血分数与心功能分级症状并非完全一致。

慢性心力衰竭在中医上属于"惊悸""怔忡""水肿""痰饮""胸痹"等范畴，发病率和死亡率均较高。本病是由多种原因造成的，主要包括心律失常、劳累、呼吸道疾病、情绪激动等，其中心律失常和冠心病等心脏疾病以及肺系疾病是主要诱因。

慢性心衰为本虚标实之证，其病机可用虚、瘀、水概括。慢性心衰本虚以气虚为主，常兼阳虚、阴虚；标实以血瘀为主，常兼水饮、痰浊。上述 6 种证候要素以气虚、血瘀最多见，其次为阳虚、阴虚、水饮、痰浊。

2. 中医分型

本虚

（1）气虚证。主症：气短，乏力，心悸。次症：活动易劳累，自汗，懒言或语声低微，面白少华。舌质淡或淡红，脉弱。

（2）阳虚证。主症：畏寒，肢冷，脘腹或腰背发凉。次症：困倦嗜睡，喜热饮，面色白，小便不利，浮肿或胸 / 腹水。舌质淡，舌体胖或有齿痕，苔白或白滑，脉沉细或迟、结、代。

（3）阴虚证。主症：口渴欲饮，手足心热，盗汗。次症：咽干，心烦，喜冷饮，颧红，尿黄或便秘。舌质红或红绛，舌体偏瘦，少苔或无苔或剥苔或有裂纹，脉细或细数、细促。

标实

（1）血瘀证。主症：面部、口唇、肢体色暗或青，指（趾）端发绀，静脉曲张或毛细血管异常扩张。次症：口干不欲饮，肌肤甲错，肝 / 脾肿大，血液流变学、凝血检测异常，提示循环淤滞，胸片示肺淤血。舌质暗（淡暗、暗红、紫暗或青紫），或有瘀斑、瘀点，舌下脉络迂曲青紫，脉涩或结、代。

（2）水饮证。主症：浮肿，胸 / 腹水，小便不利。次症：心悸，喘促不得卧，口干不欲饮，清稀 / 泡沫痰，眩晕，脘痞或呕恶。舌淡胖大有齿痕，苔滑，脉沉或弦、滑。

（3）痰浊证。主症：咳嗽咯痰，喉中痰鸣，呕吐痰涎。次症：形体肥胖，胸闷，脘痞，头昏，纳呆或便溏。舌苔腻，脉滑。

一、药物外治法

（一）穴位贴敷法

处方 186

人参、丹参、黄芪、附子、红花、葶苈子、商陆各 50g。

【用法】上述药物研粉制成药贴后贴在膻中、神阙穴，每天换药 1 次，持续 4 周。

【适应证】慢性心力衰竭之虚证。

【注意事项】贴敷时清洗患处；贴敷时间不宜过长，避免皮肤过敏、起水疱。

【出处】《实用中医药杂志》2019，35（3）：377.

处方 187

白芥子、黄芪、延胡索、肉桂、甘遂、细辛、红花等。

【用法】按白芥子∶黄芪∶延胡索∶红花∶肉桂∶甘遂∶细辛=4∶4∶4∶4∶1∶2∶2 比例，取药物研成粉，用姜汁调和，平铺在纱布上，敷于心俞、肺俞、大椎等穴位，于三伏天贴敷，10 天 1 次。每次 30 分钟左右，根据各人体质不同可适当调整时间长短。

【适应证】慢性心力衰竭合并肺部症状。

【注意事项】贴敷时清洗患处；贴敷时间不宜过长，避免皮肤过敏、起水疱。

【出处】《名医》2019，10（3）：101.

（二）足浴疗法

处方 188

真武四物汤：鸡血藤、丹参各 30g，茯苓、制附子、赤芍、川芎、酒地黄各 15g，白术、生姜各 12g，地龙、全当归、红花各 10g。

【用法】以上加水煎服 1 小时，将其煎为 2000 ml 的药液并倒入电动足浴盆中，待温度降低至 38℃时（并维持 38℃）将双脚放入浸泡 0.5 小时，每天 2 次。连续治疗 4 周为 1 个疗程。

【适应证】心衰稳定期。

【注意事项】避免烫伤。

【出处】《中医卫生标准管理》2015，6（19）：135-136.

（三）穴位注射法

处方 189

参附注射液或黄芪注射液。

【操 作】取双侧内关、足三里等穴进行穴位注射，双侧内关各注射药液 0.5ml，双侧足三里各注射药液 1ml，每日 1 次，10 天为 1 个疗程。

【适应证】心衰稳定期。

【注意事项】避开血管，防止组织渗出。

【出处】《实用中医药杂志》2019，35（3）：377-378.

二、非药物外治法

（一）推拿疗法

处方 190

心俞，肾俞，膻中，内关，神门。

【操作】轻按以上穴位，每日 1 次，1 次 30 分钟，10 天为 1 个疗程。

【适应证】心肾阳虚型慢性心衰。

【注意事项】手法轻柔，防止软组织损伤。

【出处】《名医》2019，10（3）：101.

（二）针刺疗法

处方 191

心俞，厥阴俞，膻中，内关，足三里，神门。

【操作】局部常规消毒，然后以 1 寸毫针针刺以上腧穴，要求局部有胀痛或热感，施以补法，留针 30 分钟，每日 1 次，10 次为 1 个疗程。

【适应证】慢性心衰之虚证。

【注意事项】避开血管，防止刺伤血管。

【出处】《辽宁中医杂志》2019，46（4）：869.

（三）耳穴压豆疗法

🥣 处方 192

耳穴：心，肾，肺，交感，神门。

【操作】先以探棒找到压痛点，消毒皮肤后将磁珠按压在穴位上，然后手指由上而下、由内而外依次按压穴位，每次 1~3 分钟，每天按 3~5 次。

【适应证】轻、中度心衰。

【注意事项】手法轻柔，防止组织水肿。

【出处】《实用中医杂志》2019，35（3）：377-378.

（四）艾灸疗法

🥣 处方 193

心俞，肺俞，厥阴俞，肾俞。

【操作】取上述穴位，每次取 3~4 个穴，交替取穴。先将灸盒无底的一面罩需灸部位，然后点燃 1 寸长的艾条（根数依所灸部位确定），对着罩在盒下的经络和穴位，横放于盒中网上，最后盖上盒盖，每日 1 次，每次 10~20 分钟，7 天为 1 个疗程。

【适应证】心肾阳虚型慢性心衰。

【注意事项】盒内的温度太高则将盒盖稍移，留一小间隙以降温；灸时体位要保持平稳，避免艾条滚动烧着衣物和皮肤。

【出处】《名医》2019，10（3）：101.

综合评按： 中医外治法治疗慢性心衰具有多途径、多环节、多靶点的特点和疗效好、毒副作用小的优势。这些治疗方法联合西药对慢性心力衰竭患者进行治疗，均能够在一定程度上提高患者的治疗效果，改善患者症状，在改善生活质量、症状体征等各方面疗效确切，值得推广使用。预防方面，应防止感冒，适量活动，饮食清淡少盐，一定要戒烟、戒酒，保持心态平衡，避免情绪过于波动，同时还要保证充足的睡眠。

第二十五节　冠状动脉支架植入术后

冠状动脉支架植入术简称冠脉支架术，是指将冠状动脉支架应用于临床冠心病冠状动脉介入治疗的模式。支架植入能有效解决冠状动脉狭窄，并使术后 6 个月内再狭窄率降低到 20%~30%，达到解除狭窄的目的，是改善心肌供血的治疗方法，近些年临床上广泛应用于冠心病的治疗，能快速缓解和消除心肌缺血与缺氧所引起的心绞痛和心肌梗死。西医诊断标准参照国际心脏病学会及世界卫生组织临床命名标准化联合专题组报告的《缺血性心脏病的命名及诊断标准》，中医证候诊断标准参照《中药新药临床研究指导原则》中关于冠心病心绞痛的相关诊断标准。

冠心病隶属中医学"胸痹""厥心痛"等范畴，冠脉支架术是治疗冠心病的常用方法之一。冠脉支架术是一种局部疗法，外力机械作用清除了心脉中的瘀、痰等病理产物，但不能从根本上改变冠心病本虚标实的病机特点，加之手术不可避免会损伤脉管，伤气耗阴，耗伤人体正气，故可致气虚、肾虚、血瘀等病理变化，终使心脉阻滞，发生再狭窄及并发症。术后应用中医药从整体上调整阴阳和气血，使"阴平阳秘""气血调和"，可弥补介入治疗的不足。

一、药物外治法

穴位贴敷法

处方 194

当归 15g，川芎 10g，三七 3g，红花 10g，丹参 10g，丁香 10g，乳香 10g，没药 10g。

【用法】诸药打粉制成药饼，置于 7mm×7mm 胶布上，再贴于肾俞、膀胱俞、神阙等穴位上，用胶布固定。每日换药，连敷 10 天为 1 个疗程。

【适应证】心血瘀阻型心绞痛。

【注意事项】贴敷时清洗患处；贴敷时间不宜过长，避免皮肤过敏、起水疱。

【出处】《中医药导报》2019，25（10）：96.

二、非药物外治法

（一）艾灸疗法

处方 195

心俞，厥阴俞，肾俞，膻中，神阙。

【操作】按隔姜灸操作，每次选用 3~5 个穴位，每穴每次灸 3~5 壮，每日 1 次，7~10 天为 1 个疗程。

【适应证】心肾阳虚型心绞痛。

【注意事项】患有皮肤感觉减弱或过敏者慎用。

【出处】开封市中医院康复·颈肩腰腿痛科经验疗法。

处方 196

心俞，厥阴俞，神阙，气海。

【操作】每次取 3~4 个穴位，交替取穴。先将灸盒无底的一面罩需灸部位，然后点燃 1 寸长的艾条（根数依所灸部位确定），对着罩在盒下的经络和穴位，横放于盒中网上，最后盖上盒盖，每日 1 次，每次 10~20 分钟，7 天为 1 个疗程。

【适应证】心气虚型心绞痛。

【注意事项】盒内的温度太高则将盒盖稍移，留一小间隙以降温；灸时体位要保持平稳，避免艾条滚动烧着衣物和皮肤。

【出处】梁繁荣，王华.《针灸学》中国中医药出版社.

（二）拔罐疗法

处方 197

心俞，厥阴俞，膈俞，脾俞，肾俞。

【操作】采用单纯罐法留罐 10~15 分钟。

【适应证】预防心绞痛发作。

【注意事项】操作谨慎，防止烫伤。

【出处】开封市中医院康复·颈肩腰腿痛科经验疗法。

（三）推拿法

处方 198

心俞，厥阴俞，膈俞，脾俞，血海，足三里，三阴交。

【操作】轻按以上穴位，每日 1 次，1 次 30 分钟，10 天为 1 个疗程。

【适应证】瘀阻型心绞痛。

【注意事项】治疗过程中，如出现局部皮肤破损则暂停。

【出处】《中医临床医生》2000，28（10）：19.

（四）针刺疗法

处方 199

内关，郄门，心俞，通里，神门，巨阙。

【操作】局部常规消毒，然后以 1 寸毫针针刺以上腧穴，要求局部有胀痛或热感，留针 30 分钟，每日 1 次，10 次为 1 个疗程。

【适应证】预防心绞痛发作。

【注意事项】避开血管，防止出血。

【出处】《中国临床医生》2000，28（10）：19.

（五）耳针疗法

处方 200

耳穴：肾上腺，内分泌，神门，交感，心，脾，肾。

【操作】局部常规消毒，然后以 0.5~1 寸毫针针刺以上腧穴，深度以不穿透耳廓背面皮肤为度，捻转 1~2 分钟，要求局部有胀痛或热感，然后在针上接通电针仪，予连续波，频率为 5Hz，强度以患者能耐受为度。留针 20 分钟，每日 1 次，10 天为 1 个疗程。亦可用王不留行籽贴压以上腧穴，每次施以单耳，留置 1 周后更换另一侧。

【适应证】预防心绞痛发作。

【注意事项】手法轻柔，防止组织损伤。

【出处】开封市中医院康复·颈肩腰腿痛科经验疗法。

综合评按：对于冠心病患者而言，完成支架介入只是康复痊愈的第一步，冠脉支架术后的防治同样重要。中医外治法可以有效预防冠脉支架术后冠脉血管再狭窄，改善生活质量，延长生存预期，值得推广使用。预防方面，患者应戒烟、限酒，防止伤风感冒，适当锻炼，避免劳累，保持心情舒畅。

第二十六节　慢性阻塞性肺疾病

慢性阻塞性肺疾病，简称慢阻肺，是一种可以预防和治疗的常见疾病，气流受限不完全可逆，呈进行性发展。该病常在慢性支气管炎、支气管哮喘及肺纤维化等疾病基础上发展而来，分为急性加重期和稳定期，临床以持续呼吸困难和持续肺功能障碍为特征，严重者可发展为慢性肺心病或因呼吸衰竭而死亡。

古代中医认为肺胀病可隶属于喘证的范畴，喘病病久不愈可发展为肺胀。肺胀由外感诱发，病情加剧时可表现为"痰饮"病中的"支饮"证，三者相互联系。

1. 临床诊断

①有长期大量吸烟史，或吸入职业性粉尘和化学物质史。②既往有肺系疾病史。③有慢性咳嗽、咳痰、气短或呼吸困难、喘息、胸闷等症状。④呼吸浅快，肺部叩诊可呈过清音，肺下界和肝浊音界下移；听诊可出现两肺呼吸音减低，呼气相延长，有时可闻及干湿性啰音。⑤肺功能：存在不完全可逆性气流受限，即吸入支气管舒张剂后 FEV1/FVC < 70%，肺功能检查是判断气流受限且重复性好的客观指标，对慢阻肺急性加重的诊断、严重度评价、疾病进展、预后及治疗反应等均有重要意义，肺功能测定指标是诊断慢性阻塞性肺疾病的金标准。

慢性阻塞性肺疾病按病程可分为急性发作期与稳定期，急性发作期是指患者短期内呼吸系统症状急剧恶化，表现为呼吸急促、咳嗽、咳痰等症状加重，甚至呈脓性或黏液脓性痰，可伴发热等，炎症明显加重，并需要改变基础慢性阻塞性肺疾病的常规用药。稳定期则指患者咳嗽、咳痰、气短、喘息等症状轻微或症状稳定。

2. 中医分型

（1）实证：胸膺满闷，短气喘息，咳嗽痰多，痰黄或白，或伴身热，畏风易汗，苔浊腻或黄腻，脉滑或滑数。常见于痰浊阻肺、痰热郁肺证。

（2）虚证：胸闷心慌，咳喘气促，动则尤甚，气不得续，甚则张口抬肩，端坐不能平卧，痰少难咳，或面唇青紫，舌淡或暗紫，脉沉细或有结代。常见于脾肺气虚、肺肾亏虚证。

一、药物外治法

（一）中药雾化法

处方 201

党参、黄芪各 20g，紫苏子、茯苓各 15g，当归、熟地黄、枸杞、牛膝各 12g，赤芍 10g，山茱萸、芡实各 9g。辨证加味：咳嗽、咳痰多则加半夏 9g；面目水肿则加肉桂、泽泻、车前子各 9g；容易感冒则加防风 6g；自汗且动则加重加浮小麦 20g；腰膝酸软则加杜仲 15g；小便频繁则加益智仁、金樱子、桑螵蛸各 9g。

【用法】上述药物加清水浸泡 30 分钟后再用 500ml 水煎煮 2 次，每次 30 分钟，经 1 小时沉淀，用双层无菌脱脂纱布过滤去渣 3 次，取液，然后将无菌提取浓缩药液放入雾化器中进行雾化吸入 20 分钟，2 次 / 日。以 1 个月为 1 个疗程，连续治疗 2 个疗程。

【适应证】根据不同患者、不同证型以及疾病的不同阶段酌情加减药物。

【注意事项】雾化后注意及时漱口，以免雾化液体在口腔停留时间过长。

【出处】《广西中医药》2017，40（1）：17-20.

（二）足浴疗法

处方 202

淫羊藿 30g，补骨脂 30g，地龙 15g，黄芪 60g，茯苓 20g，白芥子 15g。

【用法】上述中药煎至约 1500ml，每日 2 次，早晚各 30 分钟。

【适应证】肺肾亏虚型慢阻肺。

【注意事项】足浴前禁饮酒。

【出处】《中国中医急症》2015，24（6）：1126-1128.

（三）药物罐疗法

处方 203

药物罐的中药组成：赤芍 30g，川芎 30g，丹参 30g，木瓜 30g，炒桃仁 30g，地龙 30g，红花 30g，皂角刺 30g。取穴：大椎，双侧肺俞、膈俞、脾俞、肾俞。

【操作】上述中药与竹罐共煮，煮沸 30 分钟后备用。操作流程如下。①患者取俯卧位，充分暴露背部。②闪罐：在背部两侧沿膀胱经闪罐 3 个来回。③走罐：背部涂适量姜汁，沿背部两侧膀胱经、督脉循经走罐 3 个来回。④留罐：将用中药煮好的竹罐留于背部 10 分钟。⑤起罐。用毛巾擦干背部，协助患者穿衣，取舒适体位盖被，整理用物。

【适应证】各型慢阻肺。

【注意事项】皮肤破溃者禁用。

【出处】《辽宁医学杂志》2020，34（1）：75-77.

二、非药物外治法

（一）艾灸疗法

处方 204

督脉。

【操作】患者取俯卧位，充分暴露脊柱。常规消毒脊柱及两侧皮肤，从大椎到腰俞之督脉处撒上薄薄的一层督灸粉末（肉桂、川芎等各适量，研磨成粉）后，铺上一层桑皮纸，然后在上面放宽 6cm、厚 4cm 搅碎的生姜泥，再于生姜泥上铺宽 3cm、厚 3cm 艾绒条施灸，每次艾绒条燃尽为 1 壮，共施 3 壮，每次约 2 小时。每月治疗 1 次，3 次为 1 个疗程。

【适应证】肾气虚型慢阻肺。

【注意事项】注意观察皮肤状态，防止烫伤；对于有感觉障碍者慎用；老年人皮肤感觉较差，多注意观察，防止烫伤。

【出处】《中国针灸》2011，31（1）：31-34.

（二）培土生金针灸法

🥣 处方 205

针刺主穴：足三里，三阴交，关元，定喘。配穴：痰浊盛者配丰隆、肺俞；瘀血明显者配血海；兼肾阳虚者配涌泉；兼阴虚配太冲。灸足三里穴。

【操作】针刺每日 1 次，每次留针 30 分钟，采用补法。灸法 1 次 / 天，每次取双侧足三里，灸 15~20 分钟。20 天为 1 个疗程，间隔 10 天后继续下 1 个疗程，连续治疗 2 个疗程。

【适应证】脾气亏虚型慢性阻塞性肺疾病。

【注意事项】对于有皮肤感觉障碍者，尤其老年人多注意观察皮肤状态，防止烫伤。

【出处】《辽宁中医药大学学报》2009，11（3）：149.

（三）埋线治疗

🥣 处方 206

膻中，气海，双侧定喘、肺俞、肾俞、足三里。

【操作】采用套管针埋线法治疗。具体操作：选定穴位，术者戴消毒手套，碘伏消毒局部穴位，用镊子夹取 1 小段规格 2/0、长度 1cm 的 PGLA 线体放入 9 号一次性埋线针，左手绷紧皮肤，右手持针迅速刺入皮下，得气后压下弹簧将线体推入穴位，出针后，立即用干棉棒压迫针孔片刻，并敷医用胶贴固定 1 天。每周 1 次，治疗周期为 3 个月。

【适应证】脾气亏虚型慢阻肺。

【注意事项】过敏体质人群注意对线的过敏反应；皮肤局部感染或溃疡

不宜埋线；患者尽量 24 小时内不洗澡。

【出处】《针灸临床杂志》2016，32（3）：5-9.

（四）温针灸

处方 207

主穴：足三里、肾俞、膏肓、定喘、膻中、风门、肺俞等。配穴：血海、丰隆、尺泽、列缺等。

【操作】对穴位进行消毒，用 2 寸毫针针刺，得气后留针，留针时针柄上裹以纯艾绒的艾团，和皮肤相距约 2.5cm，点燃下端并施灸，艾团燃烧过程中，若患者无法忍受灼烫，可将一硬纸片置于该穴位处以减小火力，每个穴位灸 3~4 壮，每日 1 次，每周 5 次，3 个月为 1 个疗程。

【适应证】稳定期慢阻肺。

【注意事项】严防艾团脱落灼伤皮肤；温针灸时嘱患者不要任意移动肢体，防止灼伤。

【出处】《深圳中西医结合杂志》2017，27（1）：49-51.

综合评按：随着吸烟人数增加、环境污染日益严重及人口老龄化等原因，慢性阻塞性肺疾病的发病率在全球范围内不断上升。本病起病缓慢，病程漫长并逐渐加重，西医现有的药物治疗虽能减少或消除患者的症状，提高活动耐力，减少急性发作次数，降低发作的严重程度，但不能控制肺功能下降的速度。另外，急性发作期时使用糖皮质激素和抗生素控制慢性阻塞性肺疾病的症状所产生的不良反应日益显现，且并不能改善患者的反复感染及发作的状况。诸多临床实践证明，中医在防治慢性阻塞性肺疾病方面有着丰富的临床经验和确切的疗效，除中药内服外还有诸多外治疗法。慢性阻塞性肺疾病在中医理论当中属"肺胀""喘证"等相关范畴，导致患者发病的主要危险因素包括吸烟、职业粉尘、呼吸道感染等，累及肺部组织，且常表现出反复发作特点，难以达到根治效果。目前，中医临床上普遍认为引发慢性阻塞性肺疾病发生的主要病因为本虚标实，本虚即肺、脾、肾虚，标实为风、热、痰、瘀，处于稳定期的患者大多表现为肺、脾、肾虚。在中医理论当中有关慢性阻塞性肺疾病的研究早有涉及，各代医家均主张采取扶正固本疗法，尤其是针对稳定期患者，疗效显著，能够明显降低患者的发病次数，促进患者机体免疫力的有效提升。

第二十七节　慢性肾脏病

慢性肾脏病一般指各种原因引起的慢性肾脏结构和功能障碍（肾脏损害病史大于 3 个月），包括正常和不正常的病理损伤、血液或尿液成分异常，及影像学检查异常。

引起慢性肾脏病的疾病包括各种原发的、继发的肾小球肾炎和肾小管损伤、肾血管病变等。中医认为禀赋薄弱，先天不足，劳倦过度，房事不节，生育过多，久病及肾，以及外邪侵袭，内伤于肾，均为慢性肾脏病的主要原因。肾脏病多源于肾脏本虚，如肾阳虚衰，关门不利，气不行水，水湿内聚或泛溢肌肤，则为饮为肿；若下元亏损，命门火衰，可致阳痿、五更泄泻；肾气亏耗，封藏无权，固摄失司，则为滑精、早泄、小便失禁；肾不纳气，气不归元，则喘逆、短气；肾阴亏损，水不涵木，可致眩晕、耳鸣；肾阴耗伤，不能上济于心，虚火上越，心肾不交，可致虚烦不眠、心悸健忘、潮热盗汗；肾阳衰惫，气化不及州都，可导致癃闭；外邪袭肾，湿热蕴结，瘀血阻络，也可发生水肿、淋证等。中医传统上有肾无实证之说，验之临床并非如此，慢性肾脏病大多因肾虚引起，但也有实证者，如风邪袭肾，湿热蕴结，瘀血阻络等引起的水肿、淋证、腰痛，可认为是肾的实证，或为虚中夹实之证。

1. 临床诊断

①肾脏损伤（肾脏结构或功能异常）≥ 3 个月，有或没有肾小球滤过率（GFR）下降，可表现为下列异常。病理学检查异常；肾损伤的指标，包括血液、尿液成分检测异常或影像学表现异常。② GFR < 60mL/（min·1.73m^2）≥ 3 个月，有或没有肾脏损伤证据，有其中一项异常就能诊断。（《中华肾脏病杂志》2019，（12）：929-936）

2. 中医分型

（1）脾肾气虚证：主症有倦怠乏力，食少纳呆，气短懒言，腰膝酸软；次症有脘腹胀满，口淡不渴，大便不实。舌淡有齿痕，脉沉细。

（2）脾肾阳虚证：主症有畏寒肢冷，气短懒言，倦怠乏力，食少纳呆，腰膝酸软；次症有腰部冷痛，夜尿清长，大便不实，脘腹胀满。舌淡有齿痕，脉沉弱。

（3）脾肾气阴两虚证：主症有倦怠乏力，口干咽燥，腰膝酸软，五心烦热；次症有夜尿清长。舌淡有齿痕，脉沉细。

（4）肝肾阴虚证：主症有头晕，头痛，腰膝酸软，口干咽燥，五心烦热；次症有大便干结，尿少色黄。舌淡红少苔，脉沉细或弦细。

（5）阴阳两虚证：主症有畏寒肢冷，口干咽燥，五心烦热，腰膝酸软；次症有夜尿清长，大便干结。舌淡有齿痕，脉沉细。

（6）湿浊证：主症有恶心呕吐，肢体困重，食少纳呆；次症有脘腹胀满，口中黏腻。舌苔厚腻。

（7）湿热证：主症有恶心呕吐，身重困倦，食少纳呆，口干口苦；次症有脘腹胀满，口中黏腻。舌苔厚腻。

（8）水气证：主症有水肿，胸水，腹水。

（9）血瘀证：主症有面色晦暗，腰痛；次症有肌肤甲错，肢体麻木。舌质紫暗或有瘀点瘀斑，脉涩或细涩。

（10）风动证：主症有手足抽搐，痉厥。

一、药物外治法

中药灌肠法

🥣 处方 208

灌肠方：生黄芪 120g，大黄 20g，赤芍 15g，桃仁 12g，当归尾 12g，土地龙 12g，红花 12g，川芎 12g。

【用法】将上述中药用水煎至 600ml，注入一次性肠道冲洗袋（A 型）进行高位灌肠，每天进行 2 次灌肠，时间维持在 60 分钟左右。

【适应证】各型肾脏疾病。

【注意事项】叮嘱患者须忍耐不适，60 分钟后方可排出药液，若中途有不适，及时呼叫护士。

【出处】《中国现代医生》2020，58（2）：1–4.

处方 209

泄浊灌肠方：桃仁、大黄、煅牡蛎、黄柏、白花蛇舌草各 30g，红花、黄芪各 20g，蒲公英、熟地黄各 15g，龙骨 25g，牡丹皮 10g。

【用法】将以上中药用水浸泡 30 分钟，先用武火，再用文火煎煮 40 分钟，煎煮完毕将 200ml 药液（待温度适宜）置入输液瓶，并插入输液器，将头皮针与过滤网减掉，排净空气，做灌肠准备。协助患者取左侧卧位，将橡胶垫垫于患者臀下，嘱咐患者褪下裤子，屈膝，保持放松，将输液器插入患者肛门至 15~20cm，松开调节器，灌注药液，随后取出。

【适应证】水气型慢性肾病。

【注意事项】叮嘱患者须忍耐不适，30 分钟后方可排出药液，若中途有不适，及时呼叫护士。

【出处】《四川中医》2019，37（8）：127-129.

二、非药物外治法

（一）艾灸疗法

处方 210

俞募配穴如双侧脾俞，双侧肾俞，膀胱俞，三焦俞，足三里，神阙，章门，京门，中极，石门。

【操作】根据情况实施相应的温灸法。一般按"先阳经穴位，后阴经穴位"的顺序施灸。如隔姜灸神阙穴时，患者取仰卧位，暴露腹部皮肤，先在神阙穴部位皮肤上涂凡士林，将备用新鲜姜片放在上面，再将圆锥形艾炷直接置于姜片上点燃施灸，以皮肤红润、不起疱为度，1 次 / 天，一般每次灸 2~5 壮（5~15 分钟），30 天为 1 个疗程。

【适应证】脾肾气虚型及脾肾阳虚型慢性肾脏病。

【注意事项】艾炷燃烧时，应认真观察，防止艾灰脱落，以免灼伤皮肤或烧坏衣物等。凡实证、热证、阴虚证均不宜施灸。灸后局部皮肤出现微红灼热，属于正常现象，如灸后出现小水疱，无须处理，可自行吸收，如水疱较大，可用无菌注射器抽出疱内液体，覆盖消毒纱布，保持干燥，防止感染。

【出处】《光明中医》2014, 29（2）: 330–332.

（二）针刺疗法

处方 211

太溪，肾俞，气海，关元，血海，足三里，内关，大肠俞，阴陵泉，水分。

【操作】患者平卧于床上，选择长 50mm 的一次性针灸针，穴位常规消毒后，垂直进针 1.5 寸，以得气为度，采用平补平泻手法。

【适应证】慢性肾脏病。

【注意事项】皮肤不能有感染或者是溃疡、肿瘤；孕妇禁用。

【出处】《上海针灸杂志》2018, 37（12）: 1363–1367.

（三）温针灸

处方 212

大椎，水分，关元，肾俞（双侧），脾俞（双侧），命门，足三里（双侧），阴陵泉（双侧），三阴交（双侧）。

【操作】①穴位定位，并用碘伏以针刺点为中心，从内向外同心圆消毒，消毒直径为 5cm×5cm。取穴后快速进针，行补法，得气后固定针体，留针。②在施灸穴位处加垫隔热锡箔纸，选取艾炷，用牙签在艾炷上钻一个孔，插在针柄上，距皮肤 2~3cm，点燃艾炷施灸。温灸过程中，如果患者感觉烧灼，不能耐受，可在该处加用隔热锡箔纸，或用镊子将毫针向上拔出一点，以温和刺激为宜，温针过程中谨防烫伤。③每个穴温灸 2 壮，1 壮燃尽以后再施灸第 2 壮，第 2 壮充分燃尽后，右手持镊子夹住针身，快速出针，左手用棉球迅速按压针孔。温针治疗 1 天 1 次，10 次为 1 个疗程，2 个疗程之间间隔 2 日，共治疗 2 个月。

【适应证】脾肾气虚型慢性肾脏病。

【注意事项】艾灸的温度以患者耐受为度，如不能耐受者则加垫隔热锡箔纸。

【出处】《中国民族民间医药》2019, 28（17）: 89–92.

综合评按： 长期以来，诸多医家的临床实践表明，中医药在治疗慢性肾脏病方面疗效显著，大量的临床研究提示，中医药治疗措施具有不同程度的改善临床症状、保护肾脏功能、延缓慢性肾脏病进展和提高患者生存质量的作用。中医通过辨证论治、整体思维、四诊合参治疗慢性肾脏病有一定优势，中医辨证过程中，望、闻、问、切四诊采集的患者临床信息构成了辨别证候和判断病情的基本要素，故辨证论治重视患者的主观感受和功能状态及其相关因素，而这些内容正是患者报告的临床结局最重要的组成部分。治疗上，在临床中可根据辨证采用健脾补肾、补益肺肾、温补脾肾、滋补肝肾等方法治疗。中医对本病的治疗分为很多种，因证施治，因人而异，因时而异，较全面，较中成药更符合个人情况，而且中医对本病的研究较早，发展源远流长。

对没有肾病的人群，同时也要做好预防，具体预防措施有：①减少盐的摄入，饮食宜清淡。②均衡膳食。③适当多饮水，不憋尿。④坚持体育锻炼，控制体重。⑤戒烟，避免酗酒。⑥避免滥用药物，特别是对肾损伤的药物要慎用。⑦每年定期检查尿常规和肾功能，也可同时做肾脏超声检查。对高危人群，即患有可能引起肾损害疾患（如糖尿病、高血压病等）的人群进行及时有效的治疗，防止慢性肾脏病发生。除上述措施外，还要注意：①应积极控制危险因素，如高血压、糖尿病、高尿酸血症、肥胖、高血脂等，在专科医师指导下坚持药物治疗。②合理饮食，坚持相对的低盐、低糖、低嘌呤、低脂等饮食。③密切观察自身的血压、血糖、血脂、血尿酸等指标，严格控制在正常范围以内。④至少每半年监测一次尿常规、尿微量白蛋白及肾功能，以便发现早期肾损害。

第二十八节　系统性红斑狼疮

系统性红斑狼疮是一种多发于青年女性的累及多脏器的自身免疫性炎症性结缔组织病，早期、轻型和不典型的病例日渐增多。有些重症患者（除弥漫性增生性肾小球肾炎患者外）有时亦可自行缓解。有些患者呈一过性发作，经过数月的短暂病程后疾病可完全消失。

1. 临床诊断

①蝶形或盘状红斑。②无畸形的关节炎或关节痛。③脱发。④雷诺现象和／或血管炎。⑤口腔黏膜溃疡。⑥浆膜炎。⑦光过敏。⑧神经精神症状。

实验室检查：①血沉增快。②白细胞降低和／或血小板降低和／或溶血性贫血。③蛋白尿（持续＋或＋以上者）和／或管型尿。④高丙球蛋白血症。⑤狼疮细胞阳性。⑥抗核抗体阳性。

符合以上临床和实验室检查6项者可确诊。确诊前应注意排除其他结缔组织病、药物性狼疮症候群、结核病以及慢性活动性肝炎等。不足以上标准者为疑似病例，应进一步做如下实验室检查，满6项者可以确诊。①抗DNA抗体阳性（同位素标记DNA放射免疫测定法、马疫锥虫涂片或短膜虫涂片免疫荧光测定法）。②低补体血症和／或循环免疫复合物测定阳性（如PEG沉淀法、冷环蛋白测定法、抗补体活性测定等物理及其他免疫化学、生物学方法）。③狼疮带试验阳性。④肾活检阳性。⑤抗Sm抗体阳性。临床表现不明显但实验室检查足以诊断系统性红斑狼疮者，可暂称为亚临床型系统性红斑狼疮。

2. 中医分型

（1）痰瘀阻滞，热毒炽盛证：面部蝶形红斑或面部红赤，高热（38.5℃以上）或不规则热，关节痛或全身肌肉、骨骼疼痛，口腔溃疡，口干咽干，脱发，小便黄，大便干或溏，舌红绛，苔白或黄，脉滑数或洪数。血白细胞及血小板计数正常或减少，血沉增快，小便正常或有尿蛋白，可有少量浆膜腔积液，抗核抗体多为阳性，滴度较高，有关抗体阳性，免疫球蛋白IgG增高，补体C_3降低。

（2）肝肾阴亏，虚热内生证：面部蝶形红斑，皮肤光敏感，或面部红斑呈暗红色，双手红斑及甲下红斑，皮疹，发热或自觉内热，五心烦热，口咽干燥，失眠多梦，腰酸乏力，目赤心烦，牙龈出血，舌质红，苔少或薄黄，脉细数或数。血细胞减少或正常，可有蛋白尿，血沉略快，有关抗体阳性，补体降低，免疫球蛋白升高或正常。

（3）脾肾阳虚，气血不足证：病程较长，经年不愈，面色无华，或面色㿠白，或面色暗黑，神疲乏力，少寐心烦，怕冷怕热，或午后烘热，或不规则低热，四肢发凉，双手雷诺现象，头发无光泽，易折及脱落，月经量少，或有浮肿，舌淡有齿痕，苔白，脉细。血细胞低，血红蛋白低，尿蛋白，相关抗体阳性，但滴度不甚高，免疫球蛋白正常或偏低。

（4）五脏俱亏，余邪留连证：患者久病不愈，病情时有反复，面部红斑发暗或色素长期不退，自觉面部升火，无暴发性发作，自觉乏力，神疲，心烦易怒，口腔溃疡，气短，食欲不振，下肢浮肿，腰膝酸软，舌淡白或淡红，或舌胖有齿痕、瘀斑，苔白，脉沉细或细数。轻中度贫血，血中白细胞正常或降低，血沉正常或稍快，免疫球蛋白低，有关抗体阳性。

一、药物外治法

穴位贴敷法

🥣 处方 213

五倍子。取穴：神阙穴。

【用法】五倍子研磨成粉备用。每晚睡前 30 分钟，患者取平卧位或半坐卧位，充分暴露神阙穴，观察神阙穴以及周围皮肤是否完整，要求无伤口、皮疹等。用 75% 乙醇棉球消毒神阙穴及周围皮肤，若患者对乙醇过敏也可用温开水清洁局部皮肤，待干 15 秒。取五倍子粉末 2g 倒入药杯，加入事先用 1ml 针筒抽取好的食用醋 0.5ml，用竹签顺时针搅拌至黏糊状，取适量五倍子糊，用一块 2cm×2cm 大小的纱布外包以防止药物外溢，放于神阙穴上，并轻轻按压，用透明敷贴封贴，同时透过透明敷贴也便于观察局部皮肤反应。于次日早晨将敷贴逆着毛孔方向撕下，取出五倍子糊，用温水清洗神阙穴以及局部皮肤，观察皮肤是否有过敏现象。10 天为 1 个疗程。

【适应证】系统性红斑狼疮，症见盗汗。

【注意事项】对药物过敏者禁止使用。

【出处】《上海针灸杂志》2014，33（5）：398-399.

二、非药物外治法

（一）耳穴压豆疗法

🥣 处方 214

实证、虚证均取神门、皮质下、心、枕、垂前。心脾两虚加脾；阴虚火旺加肾、内生殖器；肝火上扰加肝、胆、交感、耳尖；胃腑不和加脾、胃、胰、胆、三焦；入睡难而早醒加重用垂前；心跳加快加十二指肠、小肠、耳迷根。

【操作】准备治疗盘，备齐用物，携至床旁，做好解释工作。患者取合理舒适的体位，选取一侧耳部，用 75% 乙醇棉签消毒皮肤后，用探棒由上而下找准穴位敏感点即耳穴，将王不留行籽固定在 0.6cm × 0.6cm 胶布中间，贴在所选的耳穴部位，期间指导患者每天用手定时按压 3~5 次，每次每穴 1 分钟左右，以感胀痛、热为最佳。3 天后更换穴位，双侧耳穴轮流贴压。10 天为 1 个疗程，持续治疗 1~2 个疗程。

【适应证】系统性红斑狼疮伴发不寐。

【注意事项】①贴压耳穴应注意防水，以免脱落。②夏天易出汗，贴压耳穴不宜过多，时间不宜过长，以防胶布潮湿或皮肤感染。③如对胶布过敏，可用粘合纸代之。④耳廓皮肤有炎症或冻伤者不宜采用。⑤对过度饥饿、疲劳、精神高度紧张、年老体弱、孕妇按压宜轻，急性疼痛性病症宜重手法强刺激，习惯性流产者慎用。

【出处】《浙江中医药大学学报》2012，36（10）：1150–1151.

（二）自血穴位注射法

🥣 处方 215

足三里。

【操作】取 5ml 一次性注射器，常规消毒后，在肘正中静脉抽取静脉血 3~5ml，随即注入足三里穴，第 1~3 针为每日 1 次，第 4~6 针为隔日 1 次，第 7~10 针为隔 2 日 1 次，两侧足三里交替注射，4 周为 1 个疗程，连续治疗 2 个疗程后观察疗效。

【适应证】系统性红斑狼疮。

【注意事项】①严格遵守无菌操作。②体质虚弱者应取舒适体位。③若有不适应立刻停止治疗。

【出处】《针灸临床杂志》2012, 28（3）: 25.

（三）埋线疗法

处方 216

肝俞、脾俞、肾俞、胃俞、膈俞、气海俞、三焦俞、关元俞等穴位。

【操作】按以上顺序选穴，每次选两组（4个），常规消毒局部皮肤，取一段长约 1cm 已消毒的 00 号羊肠线，放置在 9 号注射器针头内，用 0.35mm×50mm 的针灸针剪去针尖作为针芯，将羊肠线穿入针头内，后接针芯，左手拇、食指绷紧或提起进针部位皮肤，右手持针，刺入约 1.5cm，左右捻转针体，当出现针感后，边推针芯，边退针管，将羊肠线埋填在穴位的皮下组织内，用棉球或纱布压迫针孔片刻，再用纱布敷盖保护创口。每周治疗 1 次，最初仍按原剂量服用激素，病情缓解后按常规撤减激素。

【适应证】系统性红斑狼疮。

【注意事项】皮肤局部有感染或有溃疡，肺结核活动期、骨结核、糖尿病、妊娠期或哺乳期等，有严重的心脏、肾脏、神经、视网膜、血管等慢性并发症，对异体蛋白严重过敏等患者禁用。

【出处】《中国针灸》2007, 27（4）: 309-310.

（四）针刺疗法

处方 217

脾俞，肾俞，合谷，三阴交，足三里，血海，气海，大椎，关元，天枢。根据病情随证加减穴位。

【操作】行常规针刺，每天 1 次，留针 30 分钟，每 10 分钟行针 1 次。10 次为 1 个疗程，疗程间休息 3 天，3 个疗程后观察疗效。

【适应证】系统性红斑狼疮。

【注意事项】①针刺时光线良好，温度适宜。②皮肤有感染、溃疡、瘢痕者不宜针刺。③有出血倾向者不宜针刺。④孕妇禁止针刺。⑤患者紧张、饥饿、劳累或者惧针者不宜立即针刺。⑥在后背针刺时要掌握好针刺方向。⑦对体质弱、老年人针刺刺激不宜太强。

【出处】《光明中医》2012，27（6）：1177–1178.

综合评按：系统性红斑狼疮病情复杂多变，涉及全身多个脏器，西医学治疗虽已取得了显著的成效，但仍存在副作用大、副作用多等不良反应，严重影响患者的生活质量和生存期。中医外治法可根据患者的症状、体质、生活环境辨证论治，选择不同的外治法如针刺、埋线、穴位贴敷等，可以减少患者对激素的依赖性，提高疗效，减少复发机会。

第二十九节　雷诺病

雷诺病是指肢端动脉阵发性痉挛，常在寒冷刺激或情绪激动等因素影响下发病，表现为肢端皮肤颜色呈间歇性苍白、紫绀和潮红改变，一般以上肢较重，偶见于下肢。

1. 临床诊断

①好发于20~40岁性格内向的人。②寒冷或情绪激动能诱发雷诺现象发作。③双侧受累。④罹患区动脉搏动正常。⑤一般无组织坏死表现，或仅在晚期出现最小程度的指皮下坏死，通常仅仅局限于指尖。⑥症状无其他系统疾病可解释。⑦病程在2年以上。

雷诺病的病因目前仍不完全明确，与遗传及环境因素相关。寒冷刺激、情绪激动或精神紧张是主要的激发因素。其他诱因有感染、疲劳等。诊断雷诺病，必须排除引起雷诺现象的相关疾病，明确病因。（《中国针灸疗法》）

2. 中医分型

（1）阳虚寒凝证：患指（趾）肿痛，肤色白如蜡状，继则青紫、潮红，握摄不力，形寒肢冷，或有麻木肿胀感。精神萎靡，面色㿠白，大便溏薄或五更泄泻。舌质淡，苔薄白，脉来沉细。

（2）气虚血涩证：患指（趾）肤色苍白，麻木，肢端逆冷时间较长，继而转为青紫，遇温则肢端皮色恢复正常，同时伴关节肿胀，活动欠利，神疲乏力，少气懒言，肌肉瘦削，面色无华。舌质淡嫩，边有齿印，脉细弱无力。

（3）气滞血瘀证：肢端较长时间出现青紫或紫红，皮肤发凉，麻木疼痛，症状随情志变化可反复出现，指（趾）端肌肤可见瘀点，或见指甲畸形，常伴胸胁胀痛、精神抑郁等症。舌质暗紫或有紫斑，脉细涩或沉细。

（4）湿热蕴阻证：指（趾）端灼痛，肤色紫黑，局部伴有浅在溃疡或坏疽，入夜痛甚。舌质绛红，舌苔黄腻或黄糙，脉多弦滑数。

一、药物外治法

熏洗法

处方 218

丹参 30g，当归、红花各 15g，乳香、没药各 10g，川牛膝、延胡索各 12g，土茯苓 20g，白鲜皮、透骨草、白芷各 15g。

【用法】将上述中药研制成粉末状，用纱布包，水煎熏洗并溻渍患肢，每日 1~2 次，每次 30 分钟。

【适应证】气滞血瘀型雷诺病，症见四肢疼痛，肢体末端青紫，局部发凉、疼痛明显，舌质紫暗，苔薄白，脉弦。

【注意事项】①药液温度不宜过高，熏洗时间不宜过长，以免烫伤感觉减退的皮肤。②严重缺血的肢体在尚未建立侧支循环前，宜慎用或不用局部熏洗法，以免突然增高患肢温度，增加耗氧量，加重患肢缺血。

【出处】《山西中医》2007，（1）：52-53.

二、非药物外治法

（一）艾灸疗法

处方 219

关元，神阙，足三里，三阴交，曲池，手三里及局部硬变处。

【操作】首先打开温灸盒盖子，将一根艾条点燃后插入灸孔，将温灸盒放置于治疗部位，用盒内附带的弹性松紧带固定，盒体外侧有挂钩，将温灸盒固定后进行施灸。治疗完打开盒子，将剩余的艾条完全熄灭，方可离开。每日 1 次，每次 30 分钟。10 次为 1 个疗程。

【**适应证**】雷诺病。

【**注意事项**】①温灸时先灸左方，再灸右方。②灸器点上火后不可悬空过久，以免接触皮肤时温度过高，烫伤皮肤，如悬空太久，可先以手掌将灸器之温度搓低后再继续使用，每隔一段时间，应将灸器敲除支。③每使用灸条 2~3 条后，在灸器控制口会产生温灸油垢，应以毛刷清洗，以保持灸条之通畅。④温灸半小时内不要用冷水洗手或洗澡。⑤温灸后要喝较平常多量的温开水（绝对不可喝冷水或冰水），有助排泄器官排出体内毒素。⑥饭后 1 小时内不宜温灸；脉搏每分钟超过 90 次以上禁灸；过饥、过饱、酒醉禁灸；孕妇禁灸；身体发炎部位禁灸。

【**出处**】《吉林中医药》2011，31（2）：159.

（二）拔罐疗法

处方 220

内关，曲池，合谷，足三里，三阴交，命门，肾俞。

【**操作**】两侧交替，隔日 1 次，每次拔 3~5 分钟。10 次为 1 个疗程，疗程中间休息 3~5 天。

【**适应证**】雷诺病。

【**注意事项**】①拔罐时应选择干净的环境，避风寒，注意保暖，防止患者受凉。②罐具边缘应光滑、没有破损。

【**出处**】《中国针灸》2011，（10）：72.

（三）推拿疗法

处方 221

风池，肩中俞，缺盆，天宗，极泉，曲池，少海，内关，阳池，后溪，合谷。

【**操作**】采用按、揉、弹拨、疏理等按摩手法以温阳散寒，疏通经络，舒筋镇痛。

【**适应证**】雷诺病。

【**注意事项**】①手法宜适度，不可过重、过轻。②推拿时间因人而异。

③注意介质，防止损伤。④避风保暖，环境搭配。

【出处】《中国针灸临床杂志》2004，20（10）：57.

（四）针刺疗法

处方 222

百会，内关，合谷，曲池，足三里，三阴交，飞扬。

【操作】使用 0.3mm×40mm 毫针，百会向后平刺 0.8 寸，内关、合谷穴直刺 1 寸，曲池穴直刺 1.5 寸，足三里、三阴交、飞扬穴直刺 1.5 寸。进针后适度捻转，以有酸胀感为度。针刺每周 3 次，治疗 4 周，4 周为 1 个疗程。

【适应证】雷诺病。

【注意事项】①针刺时光线良好，温度适宜。②皮肤有感染、溃疡、瘢痕者不宜针刺。③有出血倾向者不宜针刺。④孕妇禁止针刺。⑤患者紧张、饥饿、劳累以及惧针者不宜立即针刺。⑥对体质弱、老年人针刺刺激不宜太强。

【出处】《中国民间疗法》2016，24（7）：26-27.

处方 223

双侧曲池、外关、阳陵泉、绝骨。

【操作】患者仰卧，取双侧曲池、外关、阳陵泉、绝骨穴，以 30 号针灸针针刺。先刺曲池、阳陵泉，以三进一退烧山火手法行针 2~3 分钟，患者觉针下有温热感为度。随着针刺的增加，温热感渐扩散。后刺外关、绝骨，行平补平泻手法，留针 40 分钟，其间行针 1 次。刺后无温热感者配合温针灸。每日 1 次。

【适应证】雷诺病。

【注意事项】医者在行针过程中应仔细体会针下感觉；老年、幼儿、惧针、体弱者慎用。

【出处】《河南中医》1997，17（3）：186.

（五）刺血疗法

处方 224

井穴。

【操作】患者取靠背坐位，惧针者取仰卧位，取患指（或趾）相应井穴，穴位皮肤常规消毒，押手拇指、食指分别切紧患指（或趾）穴位旁两侧，刺手用消毒三棱针（或一次性采血针）快速刺入穴位 0.5~1mm 深，快速出针，挤出 3~5 滴血液，出血量以血液颜色变淡为度，然后用消毒棉球按压止血。隔日 1 次，5 次为 1 个疗程。

【适应证】雷诺病。

【注意事项】①首先向患者做解释工作，消除其不必要的顾虑。②放血针具必须严格消毒，防止感染。③进针时不宜过慢，创口不宜过大。④一般放血量为 5 滴左右，当 1 日或 2 日 1 次。

【出处】《上海针灸杂志》2012，31（8）：605.

（六）火针疗法

处方 225

八邪，T_1~T_3 夹脊穴，L_1~L_3 夹脊穴。

【操作】先毫针针刺八邪，行先泻后补法，留针 20 分钟。然后选用贺氏点刺火针，长 5cm，直径 0.5mm，取 T_1~T_3、L_1~L_3 夹脊穴，穴位常规消毒后，将针身前中段在酒精灯上烧红，对准穴位，速刺疾出。

【适应证】雷诺病。

【注意事项】①火针治疗后出现的红润或红肿没有消散则不宜洗浴。②发热的患者不宜行火针治疗。③火针部位局部发痒，不能用手抓挠。

【出处】《江苏中医药》2013，45（7）：40-41.

（七）温针灸

处方 226

曲池，中渚，合谷，八邪，足三里，太溪，太冲，八风，大肠俞，气海俞，肾俞，腰阳关，命门，悬枢。

【操作】针刺穴位处皮肤常规消毒后，选用直径为 0.30mm 毫针，中渚、八邪、合谷、太溪、太冲、八风直刺进针 25mm，曲池、足三里、大肠俞、气海俞、肾俞、腰阳关、命门、悬枢直刺进针 35mm。留针 30 分钟，每天治疗 2 次，一般会出现患者双手颜色变浅、肿胀减轻。治疗第 4 日时，取患者双手指尖点刺放血，之后患者感觉手部温度升高，颜色变浅。治疗第 5 日时，在针刺的同时，将 6 段长约 30mm 的艾条一端点燃，均匀置于艾灸箱中，将艾灸箱放于患者双手上方进行施灸，施灸 40 分钟，温度控制在 43℃左右，维持 20 分钟，使艾灸温热感向组织渗透，治疗 7 次。

【适应证】肾阳虚型雷诺病。

【注意事项】①有高血压、心脏病的患者不宜实施。②注意保暖、避风寒。③治疗时嘱患者不要移动体位，以免烫伤。

【出处】《中国针灸》2014，10（34）：960.

（八）电针疗法

处方 227

$C_5 \sim C_6$ 夹脊穴，合谷，外关。

【操作】患者取俯卧位，常规消毒，使用 28 号 1~1.5 寸毫针，分别斜刺 $C_5 \sim C_6$ 颈椎棘突下旁开 0.5 寸处，以酸麻感向患肢放射为宜，施平补平泻手法。接通 G-6805 型电针仪，夹住针柄，频率用疏密波，强度为 4mA。电针 1 次 / 天，40 分钟 / 次。15 天为 1 个疗程，治疗 2~3 个疗程，疗程间隔 5 天。

【适应证】雷诺病（症状轻型）。

【注意事项】①电流应从小到大，不能突然加强，以免出现异常。②有严重心脏病患者，应用电针时一定要注意，避免电流经过心脏。③在电针治疗前应检查电针，以防断针。

【出处】《甘肃中医》2001，14（5）：60.

综合评按： 中医学认为本病属"寒厥""血痹"范畴。本病病位在脾、肾、脉，涉及心、肝，病因病机多为情志失调，脾肾阳虚，外受寒冷刺激，血脉痹阻，阳气不能达于四肢，指端失其温阳。中医学的优势在于辨证论治，对于消除或改善症状有较好的疗效。

雷诺病是一种非常难治的免疫性疾病，结合患者的症状、体质等选用不同的外治法，可以减轻患者症状，减少对西药的依赖。如毫针放血疗法以及针灸等外治法操作较简单，副作用小，若能坚持治疗可以提高疗效。

第三十节 硬皮病

硬皮病是一种以皮肤炎性、变性、增厚和纤维化，进而硬化和萎缩为特征的结缔组织病，此病可引起多系统损害。其中系统性硬化除皮肤、滑膜、指（趾）动脉出现退行性病变外，消化道、肺、心脏和肾等内脏器官也可受累。

1. 诊断硬皮病的标准一

①一般化验无特殊异常。血沉可正常或轻度增快。贫血可由消化道溃疡吸收不良、肾脏受累所致，一般情况下少见。可有轻度血清蛋白降低，球蛋白增高。②免疫学检测提示血清 ANA 阳性率达 90% 以上，核型为斑点型和核仁型。以 HEP-2 细胞作底片，在 CREST 综合征患者，50%~90% 抗着丝点抗体阳性，在弥漫性硬皮病中仅 10% 患者阳性。抗着丝点抗体阳性患者往往倾向于有皮肤毛细血管扩张和皮下钙质沉积，比该抗体阴性者的限制性肺部疾患少，且它的滴度不随时间和病程而变化，有助于硬皮病的诊断和分类。20%~40% 系统性硬化症患者血清抗 Scl-70 抗体阳性。③病理及甲褶检查：硬变皮肤活检见网状真皮致密胶原纤维增多，表皮变薄，表皮突消失，皮肤附属器萎缩。真皮和皮下组织内可见 T 淋巴细胞大量聚集。甲褶毛细血管显微镜下显示毛细血管祥扩张与正常血管消失。

2. 诊断硬皮病的标准二

近端硬皮病表现为手指和掌指关节以上皮肤对称性增厚、绷紧和硬化。这类变化可累及整个肢体、面部和颈及躯干（胸和腹部）。①手指硬皮病，上述改变仅限于手指。②手指的凹陷性瘢痕或指垫组织消失，缺血所致的指尖凹陷或指垫（趾肚）组织消失。③双侧肺基底纤维化，标准胸片上显示双侧网状的线形或线形结节状阴影，以肺的基底部分明显，可呈弥散性斑点或"蜂窝肺"外观。要排除原发肺炎病所引起的这种改变。

3. 中医分型

（1）风寒痹络证：恶寒微热，皮肤发硬，肌肉关节酸痛，或见咳嗽痰白。舌淡红，苔薄白，脉浮紧。

（2）热毒郁络证：发热，咳嗽，气促，肌肉关节酸痛、麻木，指（趾）端湿性或干性坏死。舌红，苔黄燥，脉数。

（3）气郁血瘀证：面色黧黑，肌肤消瘦，皮肤板硬，张口吞咽困难。舌紫暗，苔薄，脉细弦。

（4）寒凝血瘀证：畏寒肢冷，关节疼痛，肌肉发紧肿胀，木硬似蜡。

一、药物外治法

（一）中药熏洗法

处方 228

桂枝、苏木、羌活、艾叶、地骨皮、侧柏叶、千里光、枫球、苦参、苍术各 60g。

【用法】将熏洗方药倒入治疗机内的药罐中加热煮沸，把机内温度控制在 30℃左右，患者裸露，只穿短裤坐于机中，机内温度从 30℃开始，逐渐增至 50℃，每次熏蒸 15 分钟（冬天可适当延长时间，以患者感觉适宜为度），然后将已煮沸的药水去渣取液，倒入准备好的药浴池内，加入食醋 200ml，患者全身浸入药液中，同时用药液浸湿毛巾敷面，水温保持在 50~60℃，每次浸浴 15~30 分钟。治疗前嘱咐患者多饮开水，冬季注意保暖，防止感冒发生，派专人监护、协助治疗。10 次为 1 个疗程。

【适应证】风寒痹络型硬皮病，症见恶寒发热，皮肤发硬，肌肉关节酸痛，或见咳嗽、痰白，舌淡红，苔薄白，脉浮紧。

【注意事项】孕妇或哺乳期妇女，伴有心功能衰竭及严重肝、肾功能损害者，有糖尿病、高热、出血倾向者，皮肤有严重感染灶者，不能完成治疗者禁用。

【出处】《中国医师杂志》2003，5（2）：261.

（二）中药外敷法

处方 229

附子、独活、川乌、木通各 6g，白鲜皮 8g，红花、透骨草、木通、艾叶各 9g，料姜石（火煅）120g。

【用法】用时将药包上笼屉加热蒸 1 小时，趁热外敷局部，每天 2 次，每次 30 分钟。1 个月为 1 个疗程，连续治疗 6 个月。

【适应证】寒凝血瘀型硬皮病，症见畏寒肢冷，关节疼痛，肌肉发紧、肿胀，木硬似蜡。

【注意事项】①药包温度不宜过高，外敷时间不宜过长，以免烫伤感觉减退的皮肤。②严重缺血、肢体尚未建立侧支循环前，宜慎用或不用局部热敷法，以免突然增高患肢温度，增加耗氧量，加重患肢缺血。③对中药过敏者禁止实施。

【出处】《中国针灸》2013，33（5）：404.

二、非药物外治法

（一）刺络拔罐法

处方 230

阿是穴。

【操作】对病变部位用 75% 乙醇常规消毒，然后用七星针对准病变部位垂直敲打，施中等刺激量，令其微出血，再拔火罐。血少可时间稍长，血多即刻取罐，一般每次留罐 12 分钟。取罐后再次常规消毒，以防感染。病变面积较大时可分几次治疗，因为七星针刺激皮肤疼痛较剧烈，有的患者体质差，对疼痛耐受性差，一次承受不了，可分多次治疗。

【适应证】硬皮病。

【注意事项】①注意检查针具，当发现针尖有钩毛或缺损、针锋参差不齐时，要及时更换。②针具及针刺局部皮肤均应消毒。针具一般用 75% 乙醇浸泡 30 分钟即可使用。重刺后，局部皮肤须用酒精棉球消毒，并应注意保持针刺局部清洁，以防感染。③24 小时内不要沐浴。④本疗法的疗程，一般视病情轻重和患者体质而定，通常隔天 1 次，临床多以 1~3 次为 1 个疗程。

【出处】《实用中国内科杂志》2013，27（3）：145.

（二）针刺加火罐疗法

🔖 处方 231

肺俞，脾俞，肾俞，足三里，大椎，曲池，合谷，阳陵泉。

【操作】（1）针刺：采用整体辨证取穴与病变局部取穴相结合。整体取穴以手足三阳经腧穴为主，选用肺俞、脾俞、肾俞、足三里，施以呼吸补法，选用大椎、曲池、合谷、阳陵泉，施以平补平泻手法。局部采用扬刺法，并依据皮损面积，以每针间隔 2~3cm、呈 45° 角刺入患处中心基底部，行捻转泻法，留针 30 分钟。

（2）艾灸：在留针同时，选取背俞穴和病变中心穴位加以温针灸。即取 1.5~2 寸长艾炷接于针柄上，一般灸 3~5 壮。以穴位内部觉热和皮肤红润为度。患者肌肉变薄处可采用悬起温和灸法，即右手持灸卷垂直悬起于穴位上，距皮肤 3~4cm，以患者感觉温热、舒服，以致微有热痛为度。

（3）火罐：针后在病变部位拔火罐，隔日 1 次，拔出瘀血。

以上治疗每日 1 次，每周治疗 5 次，10 次为 1 个疗程，每 2 个疗程间休息 1 周。

【适应证】硬皮病。

【注意事项】①治疗时光线良好，温度适宜。②皮肤有感染、溃疡、瘢痕者不宜针灸。③有出血倾向者不宜针灸。④孕妇禁止针灸。⑤患者紧张、饥饿、劳累以及惧针者不宜立即针灸。⑥在后背针刺时要掌握好针刺方向。⑦对体质弱、老年人针刺刺激不宜太强。

【出处】《中国针灸》2016，36（9）：1007.

（三）蜂针疗法

🔖 处方 232

病背部以督脉、背俞穴为主穴，病胸腹以任脉穴为主，配合脏腑配穴及硬皮区治疗。结合患者脏腑受累情况及皮肤病变部位辨证选穴：肺气虚者以肺俞、膻中、太渊等穴为主；肾虚者选命门、肾俞、太溪、照海等穴；脾虚者选胃俞、足三里、三阴交穴。局部病变循经选穴：面部以合谷、下关、迎香、攒竹、地仓等穴为主；上肢以肩井、曲池、外关、内关、四缝等为主；下肢以环跳、风市、委中、绝骨、承山、解溪、八风等穴为主。

【操作】穴位采用直刺和点刺法，硬皮病变部位主要采用大面积点刺和散刺。蜂针每日治疗 1 次，蜂针量循序渐进，15 只蜂单位为最大刺激量，49 天为 1 个疗程，疗程间休息 7 天。

【适应证】硬皮病。

【注意事项】治疗前务必行皮试，以 0.1 蜂单位直刺阳池或外关穴，观察 20 分钟，红肿皮丘直径小于 2cm 为阴性，皮试阴性才可采用蜂针进行治疗。

【出处】《中国针灸》2016，36（9）：1006.

（四）艾灸疗法

处方 233

①大椎，肾俞。②命门，脾俞。③气海，血海。④膈俞，肺俞。

【操作】每周灸 2 次，以上 4 组穴位轮流灸治，每次每穴灸 2 壮。

【适应证】硬皮病。

【注意事项】①距离不要太近，以免烫伤，火力先小后大，灸量先少后多，程度先轻后重。②避风寒，注意保暖。③极度疲劳、过饥、过饱、酒醉、大汗淋漓、情绪不稳或妇女经期禁灸。④精神异常者禁灸。

【出处】《上海针灸杂志》1982，15（1）：39.

综合评按：硬皮病是结缔组织病，西医治疗副作用大，疗效较差，而中医外治法如艾灸可以温经散寒，刺络拔罐可以疏通经络，蜂针通络止痛，中药外治法活血化瘀，对患者副作用少，疗效好，可以巩固疗效，减少复发。

第三十一节　骨质疏松症

　　骨质疏松症是由多种原因导致的以骨密度和骨质量下降、骨微结构破坏、骨质变稀疏为特征的代谢性骨病。目前认为膳食中缺钙、钙磷不平衡、维生素 D 缺乏、高蛋白质摄入、绝经雌激素分泌减少等都可能是导致骨质疏松症的原因。女性发病率高于男性，老年人多发，本病是老年人骨折的常见原因。

　　骨质疏松症是骨代谢类疾病，可归属于中医学"骨痿""骨痹""骨枯"等范畴。因肾主骨，故骨质疏松症的病机关键在于各种原因所引起的肾虚。肾为先天之本，肾精充足可以生髓强骨，肾精亏虚则骨无以充，骨矿含量下降，骨密度降低而发为骨质疏松。同时，先天之精有赖于后天脾胃化生的水谷精微的不断充养，若饮食不节，年老体弱，脾胃运化功能受损或下降，造成气血亏虚，日久致四肢百骸失养。倘若感受外邪，使气血瘀滞，经络不畅，加速骨代谢失衡。

　　《素问·灵兰秘典论篇》曰："肾者，作强之官，伎巧出焉。"正如唐宗海在《中西汇通医经精义》中指出："盖髓者，肾精所生，精足则髓足；髓在骨内，髓足则骨强，所以能作强，而才力过人也。精以生神，精足则神强，伎巧自多。髓不足者力不强，精不足者智不多。"由上我们认为，原发性骨质疏松症的基本病机为肾精亏虚。又《素问·五脏生成篇》曰："肝之合筋也，其荣爪也，其主肺也……肾之合骨也，其荣发也，其主脾也。"骨之强健与否与肾相关，而筋则与肝相关，并与脾、肺相关。脾胃为后天之主，脾胃健运，则筋骨强健，故原发性骨质疏松症基本病位在肾，与肝、脾、胃、肺相关。

1. 临床诊断

　　骨质疏松症的诊断基于全面的病史采集、体格检查、骨密度测定、影像学检查及必要的生化测定。主要基于 DXA 骨密度测量结果和 / 或脆性骨折。骨质疏松症初期通常没有明显的临床表现，因而被称为"寂静的疾病"或"静悄悄的流行病"。但随着病情进展，骨量不断丢失，骨微结构破坏，患者会出现骨痛、脊柱变形，甚至发生骨质疏松性骨折等后果。部分患者可没有临床症状，仅在发生骨质疏松性骨折等严重并发症后才被诊断为骨质疏松症。

骨质疏松症主要基于 DXA 骨密度测量结果和 / 或脆性骨折。

（1）骨密度的诊断标准：患者的骨密度值低于相同性别和种族健康人骨峰值 1 秒为正常，降低 1~2.5 秒为骨量减少，降低程度 ≥ 2.5 秒时为骨质疏松。如以 T 值表示，T 值 ≥ −1.0 为正常，−2.5 < T 值 < −1.0 为骨量减少，T 值 ≤ −2.5 则为骨质疏松。

（2）基于脆性骨折的诊断：脆性骨折是指受到轻微创伤或日常活动中即发生的骨折。如髋部或椎体发生脆性骨折，不依赖于骨密度测定，临床上即可诊断骨质疏松症。而在肱骨近端、骨盆或前臂远端发生的脆性骨折，即使骨密度测定显示低骨量（−2.5 < T 值 < −1.0），也可诊断骨质疏松症。

2. 中医分型

依据《中医药防治原发性骨质疏松症专家共识》分为以下几型。

（1）脾肾阳虚证：腰膝冷痛，食少便溏。次症为腰膝酸软，双膝行走无力，驼背，畏寒喜暖，腹胀，面色白。舌淡胖，苔白滑，脉沉迟无力。

（2）脾胃虚弱证：形体瘦弱，肌软无力。次症为食少纳呆，神疲倦怠，大便溏泄，面色萎黄。舌质淡，苔白，脉细弱。

（3）肾阳虚证：腰背冷痛，酸软乏力。次症为驼背弯腰，活动受限，畏寒喜暖，遇冷加重，尤以下肢为甚，小便频多。舌淡，苔白，脉弱。

（4）肝肾阴虚证：腰膝酸痛，手足心热。次症为下肢抽筋，驼背弯腰，两目干涩，形体消瘦，眩晕耳鸣，潮热盗汗，失眠多梦。舌红少苔，脉细数。

（5）肾虚血瘀证：腰脊刺痛，腰膝酸软。次症为下肢痿弱，步履艰难，耳鸣。舌质淡紫，脉细涩。

（6）血瘀气滞证：骨节刺痛，痛有定处。次症为痛处拒按，筋肉挛缩，骨折，多有骨折史。舌质紫暗，有瘀点或瘀斑，脉涩或弦。

（7）肾精亏虚证：腰脊疼痛或足跟痛。次症为酸软少力，不能持重，肢节痿弱，步履艰难，头晕，不能持重。舌质或偏红或淡，舌苔薄或薄白，脉沉细。

一、药物外治法

（一）中药熏洗法

处方 234

细辛 9g，当归、红花、淫羊藿、防风、透骨草、鸡血藤、制川乌、制草乌、威灵仙、川芎、伸筋草、牛膝、女贞子、赤芍各 20g。

【用法】将上述中草药包装好后放入熏药仪器内，对患者腰背部、膝盖等部位进行中药熏蒸治疗，温度控制在 40~45℃，20~30 分钟 / 次，1 次 / 天，7 天为 1 个疗程

【适应证】血瘀气滞型骨质疏松症。

【注意事项】严重高血压、心脏病患者禁用，糖尿病患者血糖控制不佳者禁用，传染性皮肤病患者禁用。熏蒸前嘱患者多饮水。

【出处】《中国民族民间医药》2014，（3）：49.

（二）督脉灸疗法

处方 235

当归，川芎，赤芍，杜仲，怀牛膝，羌活，独活，千年健，伸筋草，细辛。

【操作】患者取俯卧位，暴露背部，沿督脉循行取大椎穴至腰俞穴为督灸部位，先常规消毒，再以新鲜生姜 1000g 制成湿度适宜且适量的鲜姜汁，涂擦施灸部位，之后取当归，川芎，赤芍，杜仲，怀牛膝，羌活，独活，千年健，伸筋草，细辛。2.5g 铺在脊柱正中线，同时将长条形桑皮纸铺在大椎穴至腰俞穴之间，于纸上再铺敷姜泥，其宽为 2.5cm，厚为 5cm，最后将铺于姜泥上的一条呈叠瓦状拼接成的橄榄形艾炷头、身、尾点燃，让其充分燃烧，以此方式连灸 1~3 炷，直至艾炷完全燃尽后，以温热湿毛巾轻轻揩净患者背部，移去艾灰及姜泥。平均 1 周进行 1 次，即每月 4 次，如有必要，可平均 1 周 2 次，每次治疗 1 小时。需连续治疗 3 个疗程，即 1 个疗程为 1 个月。

【适应证】骨质疏松症。

【注意事项】在治疗过程中如果患者感觉皮肤灼热，告知医师在灼热部位加垫纱布块，避免患者皮肤烫伤。治疗后嘱患者避风寒，忌寒凉食物。

【出处】《世界最新医学信息文摘》2019，9（94）：123-125.

二、非药物外治法

（一）针灸疗法

处方 236

肾俞，命门，关元，太溪，大杼，阳陵泉。随证配穴：肾阳虚者，重灸关元、命门；肾阴虚者，加复溜；痛甚者，配人中；失眠者，补太溪，泻神门；头晕耳鸣者，用悬钟。

【操作】按照处方要求确定针刺穴位顺序。局部常规消毒，避开毛孔、血管进针。穴位定位准确，快速刺穿表皮。施针刺补法，阳虚者配合灸法或拔火罐。每日或隔日 1 次，每次 10~20 分钟，10 次为 1 个疗程。

【适应证】肝肾亏虚型骨质疏松症。

【注意事项】血小板减少、血凝异常、有出血倾向者禁用。

【出处】《现代中西医结合杂志》2004，13（1）：77.

处方 237

脾俞，胃俞，中脘，章门，足三里，三阴交。随症配穴：腹痛拘急配公孙；水肿加阴陵泉；泄泻重灸关元、肾俞。

【操作】按照处方要求确定针刺穴位顺序。局部常规消毒，避开毛孔、血管进针。穴位定位准确，快速刺穿表皮。针刺补法，阳虚者配合灸法或拔火罐。每日或隔日 1 次，每次 10~20 分钟，10 次为 1 个疗程。

【适应证】脾胃虚弱型骨质疏松症。

【注意事项】血小板减少、血凝异常、有出血倾向者禁用。

【出处】《现代中西医结合杂志》2004，13（1）：77.

处方 238

脾俞，肾俞，太溪，太白，太冲，三阴交，血海。

【操作】按照处方要求确定针刺穴位顺序。局部常规消毒，避开毛孔、血管进针。穴位定位准确，快速刺穿表皮。针刺施以平补平泻法，每日或隔日 1 次，每次 10~20 分钟，10 次为 1 个疗程。

【适应证】气滞血瘀型骨质疏松症。

【注意事项】血小板减少、血凝异常、有出血倾向者禁用。

【出处】《现代中西医结合杂志》2004，13（1）：77.

（二）温针灸

处方 239

肾俞，足三里，三阴交，大杼，悬钟。

【操作】选用 2 寸毫针，常规消毒，根据进针部位的不同直刺或斜刺，进针得气后以长约 2cm 的艾段燃烧插入针柄，行温针灸，艾段燃烧端与皮肤距离以皮肤有温热感为宜，1 次 / 天。

【适应证】骨质疏松症。

【注意事项】治疗过程中要定时询问患者温热感，避免烫伤。

【出处】《中医研究》2019，3（29）：22-24.

处方 240

大杼，肝俞，肾俞，足三里，阳陵泉，悬钟，三阴交，关元。

【操作】大杼、肾俞、足三里、悬钟四穴针灸并用，针刺得气后给予温针灸，每处穴位灸 1cm 艾条 2 壮。肝俞、三阴交、阳陵泉三处穴位只给予针刺治疗，留针 30 分钟，以提插捻转补法为主，关元穴只予以温和灸 30 分钟，隔日 1 次，共治疗 3 个月。

【适应证】骨质疏松症。

【注意事项】治疗过程中要定时询问患者温热感，避免烫伤。

【出处】《贵州医药》2019，43（9）：1451-1453.

（三）耳穴压豆疗法

处方 241

肾、心、肝、内分泌、皮质下、骨等穴位。

【操作】以王不留行籽贴压敏感点处，用食指、拇指循耳前后捻压至酸沉麻木或疼痛为得气，3 日 1 次，10 次为 1 个疗程。

【适应证】骨质疏松症。

【注意事项】每天要用食指或拇指捻压王不留行籽，每天每穴按压 3~5 分钟。

【出处】刘道清，庆慧，赵章华，等.《家用民间疗法大全》四川辞书出版社.

综合评按： 中医外治法治疗原发性骨质疏松症的方法很多，治疗的同时，要坚持经常活动。长期不活动会使成骨细胞的骨形成功能降低，骨质密度下降，形成骨质疏松症，而适当的活动则能促进骨质形成，减少骨骼中钙质的脱落，有利于骨质疏松症的预防和治疗。

注意全面摄取营养。如果蛋白质缺乏，就会引起骨有机基质生成不良；如果维生素 C 缺乏，也会影响骨基的形成，并使骨骼胶原组织的成熟发生障碍；如果饮食中长期缺钙，可引起继发性甲状腺功能亢进症，促使骨质吸收，也会导致骨质疏松症。避免长期使用影响钙代谢的药物，如利尿药（如利尿酸、尿酸、氨体舒通等）、抗癫痫药（如苯妥英钠、苯巴比妥等）和皮质激素（如氢化可的松、氟美松、强的松等），这些药物都可以直接或间接减少钙的吸入，加快钙的排泄，使骨质密度下降，从而诱发或加重骨质疏松症。

《当代中医外治临床丛书》
参编单位

（排名不分先后）

总主编单位

河南大学中医药研究院   中华中医药学会慢病管理分会

开封市中医院   海南省中医院

北京中医药大学深圳医院

副总主编单位（排名不分先后）

北京中医药大学   南京中医药大学

山东中医药大学   河南大学中医院

黑龙江中医药大学   辽宁中医药大学

四川省第二中医医院   浙江省义乌市中医医院

南阳理工学院张仲景国医国药学院   湖北省英山县人民医院

河南省中医糖尿病医院   江西省高安市中医院

河南省长垣中西医结合医院   甘肃省兰州市中医医院

甘肃省兰州市西固区中医院   河南省开封市儿童医院

河北省馆陶县中医院   湖北省咸宁市中医院

湖北省武穴市中医院   中日友好医院

编委单位（排名不分先后）

河南省中医院   河南省开封市第五人民医院

南阳理工学院张仲景国医国药学院   河南省郑州市中医院

开封市中医糖尿病医院   河南省项城市中医院

广东省深圳市妇幼保健院   河南省荥阳市中医院

山东省聊城市中医院

中国人民解放军陆军第 83 集团军医院

甘肃省兰州市西固区中医院

成都中医药大学

江苏省扬州市中医院

江苏省盐城市中医院

江苏省镇江市中医院

河北省石家庄市中医院

河南省三门峡市中医院

河南省三门峡市颐享糖尿病研究所

河南省安阳市中西医结合医院

河南省林州市人民医院

广州中医药大学顺德医院附属均安医院

河南省南阳市中医院

河南省南阳名仁医院

河南省骨科医院

河南省濮阳市中医院

四川省南部县中医院

贵州省福泉市中医院

浙江省义乌市中医医院

海南省三亚市中医院

黑龙江省安达市中医医院

湖北省天门市中医医院

湖北省老河口市中医医院

深圳市罗湖区中医院